Docteur L. JULLIEN

Médecin Principal de 2e classe

LA TUBERCULOSE

envisagée au point de vue social

(Conférences faites à des Officiers et à des Elèves
des enseignements
secondaire et primaire supérieur)

AVANT-PROPOS

DU PROFESSEUR LÉON BERNARD

Membre de l'Académie de Médecine
Secrétaire général
du Comité National de défense contre la Tuberculose

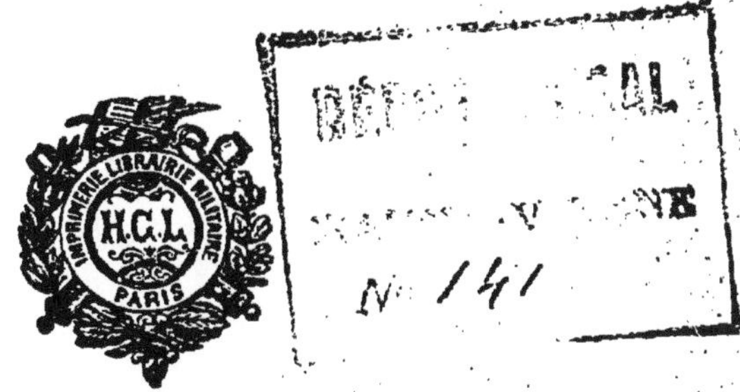

CHARLES-LAVAUZELLE & Cie
Éditeurs militaires
PARIS, Boulevard Saint-Germain, 124
LIMOGES, 62, Avenue Baudin | 53, Rue Stanislas, NANCY

1923

LA TUBERCULOSE
envisagée au point de vue social

Docteur L. JULLIEN

Médecin Principal de 2e classe

LA TUBERCULOSE

envisagée au point de vue social

(Conférences faites à des Officiers et à des Elèves des enseignements secondaire et primaire supérieur)

AVANT-PROPOS

DU PROFESSEUR LÉON BERNARD

Membre de l'Académie de Médecine
Secrétaire général
du Comité National de défense contre la Tuberculose

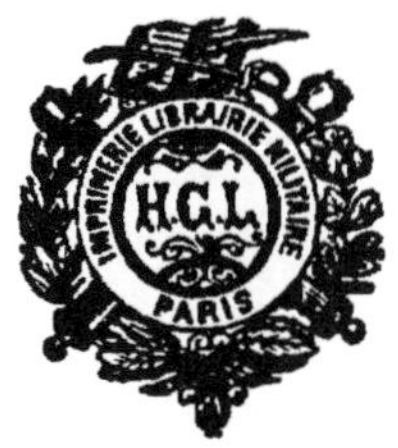

CHARLES-LAVAUZELLE & Cie
Éditeurs militaires
PARIS, Boulevard Saint-Germain, 124
LIMOGES, 62, Avenue Baudin | 53, Rue Stanislas, NANCY

1923

Du même auteur :

La Vie sexuelle et ses Dangers

(Conférence à des Lycéens)

Librairie V. RENAUX, 6, rue de la Charité, LYON.

AVANT-PROPOS

M. le docteur L. Jullien, médecin principal de 2e classe, me fait l'honneur de me demander de présenter son travail. Je le fais avec empressement, encore que je sois convaincu que cet excellent opuscule se recommande de lui-même, et que ses meilleurs propagandistes seront ses lecteurs. Mais ce m'est une occasion de remercier l'auteur du service qu'il rend à la cause de la lutte antituberculeuse.

Les ouvrages scientifiques ne manquent pas sur la tuberculose; leur lecture est trop ardue, et quelque peu hermétique, pour le grand public. A s'y risquer, des lecteurs non initiés à la médecine ne sauraient les comprendre ni surtout en tirer le bénéfice que nous voulons.

Il paraît, en effet, nécessaire que tous les Français possèdent des notions élémentaires mais exactes *sur le mal tuberculeux, sur sa nature, le danger qu'il fait courir au pays, les moyens de le combattre. On ne pourra engager une action antituberculeuse efficace que lorsque les principes qui la gouvernent seront compris de tous, lorsque les mesures de préservation seront, non pas seulement inscrites dans les lois, mais incorporées dans les mœurs. Seule l'éducation du public peut obtenir ce résultat; pour cela, elle doit être poursuivie à toutes les étapes, à travers toutes les péripéties de la vie : chez l'enfant, chez le soldat, c'est le rôle de ceux qui ont la charge de sa formation intellectuelle et morale; chez le malade, c'est le rôle du médecin et de l'infirmière-visiteuse. Nous possédons des manuels pour les infirmières-visiteuses; nous n'avions pas encore de précis pour éducateurs.*

En voici un qui servira ce dessein de la manière la plus adéquate : je souhaiterais de le voir entre les mains des instituteurs et des officiers, et, par eux, qu'il se répandît dans la masse de la population. Celle-ci a tant besoin d'être éclairée; elle a tant besoin d'être défendue contre la maladie, contre les mauvais bergers aussi!

Jusqu'ici, la propagande a surtout été l'œuvre des charlatans; leur succès a suffisamment démontré qu'elle n'est pas une arme inopérante. Il est temps qu'elle devienne un instrument de vérité, manié par des hommes de bonne foi et de bonne volonté.

Professeur Léon Bernard,
Membre de l'Académie de Médecine,
Secrétaire général du Comité national
de défense contre la tuberculose.

A la mémoire de Jules Courmont

« Une admirable intelligence servie par une prodigieuse activité et doublée d'un grand cœur. »

(Prof. J. Nicolas.)

Ce livre ne s'adresse pas aux médecins que je n'ai pas la prétention d'instruire. Il est une peinture de la tuberculose et de la lutte antituberculeuse, faite à grands traits avec des lignes géométriques et des couleurs un peu heurtées, pour tout dire un peu primitive, qui choquera peut-être les esprits habitués aux nuances délicates et aux contours estompés du bel art médical et du véritable esprit clinique.

Ces pages sont faites pour le grand public; avant d'être écrites, elles ont été parlées tantôt devant un auditoire d'officiers, tantôt devant des élèves des enseignements secondaire et primaire supérieur. De là leur caractère volontairement appuyé, leur relief un peu accusé, leur coloris un peu violent, nécessaires pour que la parole ne disperse pas dans l'espace sa force de persuasion. Elles visent un but d'éducation nationale.

Elles sont un acte de propagande. En l'accomplissant, j'ai eu dans la mémoire le souvenir de

Jules Courmont, maître aimé, qui fut l'animateur de ma jeunesse médicale et vers qui, à l'âge mûr, se reporte ma pensée affectueuse et admiratrice. Il fut vraiment l'apôtre de cette patriotique propagande d'hygiène; à cet apostolat, il a consacré sa claire intelligence, sa volonté ardente, son cœur généreux, toute sa vie, enfin. Avoir le courage de ses idées et en accepter toutes les conséquences, telle est, à côté des enseignements médicaux, la grande leçon de morale sociale qu'ont pu recevoir de lui ses élèves. Inculquer aux jeunes générations médicales la notion précise des nécessités de la vie moderne et les préparer à jouer leur rôle dans la médecine des collectivités, telle fut sa conception de son rôle de maître. Ne pas garder jalousement pour soi ce qu'on croit être la vérité, mais la répandre par la parole et l'action en dépit de toutes les inerties et de toutes les résistances, telle fut sa pensée constante. Faire une France plus saine et plus forte dans une humanité mieux organisée, telle fut sa préoccupation de patriote éclairé. Lutter, agir et créer, tel fut Jules Courmont.

Ayant été appelé à faire à des officiers une série de conférences, j'ai cru bon de leur faire franchir les murs de la caserne et de les intéresser à un sujet d'une portée plus générale. Plus tard, encouragé par le bon accueil reçu par des leçons d'hygiène faites à des élèves de l'enseignement secondaire et notamment par l'une d'elles (1), j'ai entrepris de créer dans ces jeunes cerveaux, dès l'école et le lycée, cet état d'esprit qui fera d'eux les bons ouvriers d'une France plus saine quand ils seront devenus des citoyens, artisans responsables des destinées de leur pays. J'ai voulu aussi créer par l'action le rôle que le médecin moderne doit jouer dans l'éducation de la jeunesse, suivant la pensée de mon maître disparu. J'aurais souhaité que sa flamme animât ces leçons où, faute de mieux, j'ai mis toute ma conviction : ainsi inspirées, elles eussent été vraiment l'appel de la patrie en danger.

Docteur L. JULLIEN.

---

(1) *La Vie sexuelle et ses dangers*. Librairie Renaux, Lyon.

LA TUBERCULOSE
envisagée au point de vue social

CHAPITRE PREMIER.

Le champ de la tuberculose. — Son étendue, ses aspects et ses limites.

Les statistiques officielles du ministère de l'intérieur accusent environ 84.000 décès annuels par tuberculose en France. Ce chiffre est inférieur à la réalité; il est loin de comprendre tous les cas de mort causés par le bacille tuberculeux. Il faut, d'abord, tenir compte de ce fait que cette statistique ne porte que sur les villes ayant au moins 5.000 habitants. De plus, une quantité considérable de décès rapportés officiellement à des affections pulmonaires diverses et banales (bronchites aiguës ou chroniques, pneumonies, congestions pulmonaires, etc.) ressortissent, en réalité, de la tuberculose. En fait, le chiffre annuel des décès imputables à la tuberculose n'est pas loin de 150.000. 150.000 morts par an, telle est la rançon que la France paye au terrible fléau. Qu'on se figure qu'en ouvrant, un matin, le journal, nous apprenions que la moitié d'un département a été engloutie par un tremblement de terre, et que 150.000 habitants ont disparu. Représentons-nous que l'année suivante un cataclysme détruise une ville comme Saint-Etienne ou Toulouse et tous leurs citoyens. Et ainsi de suite, tous les ans. Quel émoi dans la presse! Quel affolement dans tous les esprits en présence de ces catastrophes régulières et annuelles. Et cependant, tous les ans, la tuberculose fait disparaître 150.000 Français, et la répétition annuelle de ce désastre n'excite dans l'opinion et les pouvoirs publics qu'un regret platonique et le vague souhait qu'un nouveau Pasteur trouve un jour le sérum ou le vaccin capable de faire disparaître la maladie. En dehors de ces deux sentiments stériles — regret et espérance — c'est l'inertie pendant que la tuberculose, imperturbable, continue à faucher la population française.

Pendant tout le XIXe siècle, nous avons eu des épidémies de choléra, nous avons eu des guerres. Ces fléaux, guerres et choléra, ont fait un total de 2.500.000 cadavres; dans le même temps, la tuberculose, en ne comptant que 100.000 décès par an, causait *dix millions de morts*. La guerre de 1914-1918, avec ses quinze cent mille décès, semble avoir modifié les proportions du siècle précédent, mais elle a donné un élan nouveau à la propagation bacillaire, et le nécrologe de la tuberculose est destiné, pour les années qui vont venir, à s'allonger de toute la liste des tuberculeux chez lesquels la maladie s'est développée à la faveur des conditions dans lesquelles la guerre s'est déroulée.

Si meurtrières qu'aient été les épidémies de choléra qui ont sévi en France, elles ne figurent que pour un chiffre infime à côté de cet effarant bilan mortuaire de la tuberculose. Et, cependant, que demain on annonce dans la ville un cas de choléra : tout le monde se mettra en campagne, préfet, sous-préfet, maires, chacun prendra des arrêtés, promulguera des ordonnances de police dont les prescriptions — chose inouïe — seront exécutées par les habitants. Le malade et ses voisins seront mis en quarantaine; personne n'osera suivre son convoi funèbre; chacun fera bouillir son eau et l'additionnera d'antiseptiques variés. On pourra ordonner l'incendie des maisons contaminées, tout le monde acquiescera et personne ne protestera au nom de la liberté individuelle et du secret médical. Pendant ce temps, la tuberculose continue paisiblement sa marche progressive; les tuberculeux continuent à se promener dans les villes et à y répandre en toute liberté et en toute insouciance leurs bacilles et leurs crachats. Ils vivent leur vie souvent lamentable, et sèment autour d'eux la maladie et la mort.

Et, pendant ce temps, la France continue à se dépeupler. Cette dépopulation se traduit par moins d'ouvriers dans les usines, moins de travailleurs dans les champs, moins de savants dans les laboratoires; le résultat est un moindre rendement de notre production industrielle, agricole et intellectuelle. Ajoutons-y cette circonstance aggravante que nos voisins sont moins décimés que nous; en 1906, sur 10.000 Français, il est mort 31 tuberculeux, alors que sur 10.000 habitants il mourait en Allemagne 17 tuberculeux, en Angleterre et en Italie 16 seulement. A cette allure, c'est l'invasion fatale de la France par ses voisins, qui viendront en amis ou en ennemis, mais toujours en profiteurs; c'est la défaite inévitable sur le terrain économique, triste couronnement d'une victoire chèrement payée sur le terrain militaire.

Et, cependant, la tuberculose est une maladie contagieuse; par là même, elle est une maladie évitable, et nous continuons à perdre 150.000 tuberculeux par an.

Il est donc essentiel qu'un effort unanime de la nation vienne endiguer le flot montant de la tuberculose. Cet effort national ne peut être sérieux en France que si le pays en comprend la nécessité et les modalités. Nous autres Français — et ceci est, je pense, à notre éloge — nous voulons savoir le pourquoi et le comment de ce qu'on nous impose. Il faut donc instruire toute la France du danger qu'elle court et des moyens qu'elle a d'y parer. Il faut créer un état nouveau de l'opinion, des mœurs hygiéniques nouvelles que les lois viendront ensuite consacrer et codifier. Les lois ne sont opérantes que si elles consacrent des habitudes acquises. Comme les lois physiques sont la consécration et la généralisation des faits d'observation et d'expérience, de même les lois sociales ne peuvent être que la codification des tendances et des mœurs. Hors de cela, elles ne sont que des vaines formules sans portée et sans action. Ce sont ces tendances et ces mœurs qu'il faut créer, et je voudrais que ces pages fussent un germe de volontés agissantes autour desquelles se développeraient des sphères d'influence qui en engendreraient à leur tour de nouvelles. Ainsi, la législation protectrice de la nation contre les maladies contagieuses et spécialement contre la tuberculose, appelée par le vœu unanime du pays, apparaîtra comme la floraison luxuriante d'un arbre dont les racines profondes iront puiser leur sève féconde dans l'intelligence nationale, dans la volonté de tous et dans l'effort de chacun.

× ×

Qu'est-ce donc que la tuberculose? Tout le monde a entendu parler du *bacille de Koch*, ce microbe qui doit son nom au savant allemand qui l'a découvert en 1882 et qui se retrouve dans les crachats des malades atteints de tuberculose pulmonaire, dans le pus des abcès tuberculeux, dans les urines des sujets porteurs de lésions tuberculeuses du rein, dans les matières fécales des personnes souffrant d'entérite tuberculeuse. C'est lui qui donne à toutes les formes que peut revêtir la tuberculose leur caractère commun, qui établit entre elles un lien de parenté, qui fait d'elles les manifestations polymorphes d'une seule et même maladie. C'est lui, enfin, qui donne la preuve scientifique, irréfutable et précise du caractère infectieux et contagieux de la tuberculose. A ce point de vue, la découverte faite par Koch a une importance considérable et le nom du savant allemand doit, à cette circonstance, de briller d'un éclat universel, car il a ainsi donné l'explication de la contagion tuberculeuse.

Mais cette contagion était démontrée depuis longtemps et, dès 1865, le savant français Villemin, médecin du Val-de-Grâce, avait vu que des fragments de lésions tuberculeuses prélevées sur les sujets atteints de diverses formes de tuberculose communiquaient la maladie aux animaux auxquels ils étaient inoculés. Le bacille de Koch agit sur l'organisme d'une façon excessivement complexe, que je n'ai pas à développer dans ces pages et sur laquelle, d'ailleurs, j'aurai l'occasion de revenir en étudiant la manière dont on devient tuberculeux. Le plan de cet ouvrage ne comportant que la tuberculose envisagée au point de vue social, nous nous en tiendrons à cet exposé sommaire de ses manifestations et de ses aspects dans le règne animal.

× ×

La tuberculose des animaux. — La tuberculose n'est pas le privilège de l'humanité. Elle atteint le règne animal dans son ensemble, depuis les poissons jusqu'à l'homme en passant par les oiseaux et les mammifères. Cette extension a de graves conséquences économiques, puisque, aux désastres causés par la maladie dans l'espèce humaine, s'ajoutent les pertes considérables qu'elle fait subir au cheptel national, sans parler des risques de contagion que les animaux domestiques font courir à l'homme. Hâtons-nous, d'ailleurs, d'ajouter que le développement des bacilles tuberculeux dans les différentes espèces animales leur donne des caractères particuliers de virulence, qui les spécialisent, pour ainsi dire, à telles enseignes que le bacille tuberculeux des animaux à sang froid, des poissons en particulier, a cessé d'être contagieux pour l'homme et qu'il constitue pratiquement une espèce absolument à part dont l'étude ne nous intéresse pas.

La tuberculose des oiseaux, quoique plus proche de la tuberculose humaine, n'a elle-même qu'un intérêt secondaire au point de vue social de la tuberculose et il faut arriver à la tuberculose des gros mammifères, spécialement de la race bovine, pour se trouver sur un terrain fertile en conséquences et en enseignements.

La tuberculose atteint la race bovine dans des proportions variables suivant les pays et surtout suivant les conditions dans lesquelles l'élevage est pratiqué; beaucoup plus fréquente dans les régions où le séjour à l'étable est la condition habituelle de l'existence du bétail, plus rare, au contraire, là où les animaux vivent en liberté ou en pâturage. Une statistique de 1910 indique que, dans l'ensemble du territoire français, la proportion moyenne de bovins atteints par la tuberculose est de 16,5 p. 100, avec un maximum de 30 à 35 p. 100 dans les Landes et en Ardèche. En 1911, dans le seul département du Nord, il y avait 4.010 cas observés, représentant une perte de 320.000 francs. Mais, si on considère plus spécialement les étables situées dans les grandes villes ou à leurs environs immédiats, où sont abritées des vaches laitières, la proportion des animaux atteints est beaucoup plus élevée, puisqu'elle peut arriver à 65 p. 100 et même 90 p. 100. En dehors donc de l'espèce humaine, et pour s'en tenir à l'espèce animale la plus atteinte, la tuberculose est une cause de pertes considérables: elles résultent non seulement de la mévente et de la destruction des animaux malades, mais encore et surtout des déficits d'engraissement et de production laitière : la perte imposée au cheptel français du fait de la tuberculose peut être évaluée à 20 millions par an (1). Au chapitre suivant nous aurons à envisager le rôle

---

(1) Tous les chiffres ci-dessus sont empruntés aux travaux du professeur CALMETTE, de l'Institut Pasteur.

des animaux et de la tuberculose animale dans le développement de la tuberculose humaine. Pour le moment, cet aperçu sommaire des pertes imposées au cheptel national, s'ajoutant à celles subies par l'humanité du fait de la tuberculose, suffit à faire mesurer l'étendue de son champ. Décrivons maintenant les aspects que la tuberculose peut prendre quand elle se développe chez l'homme, et dessinons les limites de ce champ dont nous venons d'apprécier l'immensité.

× ×

Tuberculose humaine. — Pendant longtemps, la tuberculose n'a été connue que sous sa forme de phtisie pulmonaire, et actuellement encore, en dehors du monde médical et d'un certain public éclairé, la tuberculose est considérée comme synonyme de « maladie de la poitrine ». Dans le monde non scientifique et dans les milieux populaires, le tuberculeux est représenté sous les traits du « poitrinaire », du phtisique émacié, amaigri, mourant de consomption. Le tuberculeux, c'est le poète accordant sa lyre pour pleurer sur la chute des feuilles, c'est la Malibran, c'est la Dame aux Camélias, c'est la Jeune poitrinaire célébrée par les élégies et les romances sentimentales. Sans doute, la tuberculose est bien cela, mais elle n'est pas que cela, et ce serait mal la connaître que de la voir seulement sous cet aspect. La découverte du bacille de

Koch et de ses produits de sécrétion, l'étude scientifique des réactions de l'organisme envahi par lui et intoxiqué par ses poisons diffusés dans les tissus ont non seulement étendu considérablement le champ de la tuberculose, mais encore montré l'infinie variété des aspects sous lesquels elle se présente aux yeux de l'observateur averti.

La tuberculose n'atteint pas seulement le poumon, et, quand elle l'atteint, elle ne provoque pas seulement les lésions de phtisie pulmonaire à évolution progressive et lente; elle peut y évoluer sous forme de pleurésie, franchement aiguë, dans l'origine de laquelle le froid paraît seul jouer un rôle. Elle peut s'y développer rapidement et enlever en quelques semaines ou quelques jours un sujet jusqu'alors pourvu de toutes les apparences d'une santé florissante. En dehors des poumons, la tuberculose peut atteindre tous les organes : *les ganglions* du cou pour y donner lieu à ces « glandes », à ces « écrouelles » avec des suppurations interminables qui aboutissent à des cicatrices étendues, plissées, découpées comme des dentelles; *les os*, pour y entretenir des suppurations chroniques qui se font jour au dehors sous forme d'« abcès froids »; *la colonne vertébrale*, avec les paralysies et les déformations définitives qui sont les résultats de cette atteinte; *les articulations* et surtout le genou avec ses « tumeurs blanches »; *les enveloppes du cerveau*, et ce sont alors les méningites foudroyantes qui enlèvent en quelques jours un enfant ou un adolescent. Tuberculose encore que ces lésions chroniques et envahissantes de la peau qui rongent certains visages.

Variable dans ses formes suivant les organes qu'elle atteint, suivant la vitalité du bacille envahisseur, suivant la résistance ou le tempérament des sujets, la tuberculose modifie encore son aspect suivant l'âge du malade. Chez le tout jeune enfant, dans les toutes premières années de la vie, si la quantité du virus introduite dans ce petit organisme est suffisante, c'est une forme brutale et généralisée d'emblée, entraînant *souvent* la mort sans que l'enfant ait eu le temps de se défendre. Dans la seconde enfance et chez l'adolescent, ces formes généralisées sont moins fréquentes et nous en trouverons plus tard l'explication; alors, apparaissent les localisations sur les os et les jointures, sur les ganglions du cou et de la poitrine : c'est l'âge de la « scrofule », des tumeurs blanches, et des formes pulmonaires aiguës immédiatement graves. Chez l'adulte, il y a accentuation de cette tendance à la localisation et à la chronicité des lésions; c'est l'âge de la tuberculose pulmonaire chronique, si variable dans ses aspects et dans son évolution. Chez le vieillard, enfin, la tuberculose se caractérise par l'absence de réactions générales; ce sont des lésions stagnantes; le malade porte allégrement dans ses poumons de véritables mares purulentes qu'il vide autour de lui en expectorant son vieux catarrhe, semeur inconscient de maladie et de mort, infectant ses petits-enfants qu'il caresse et cajole avec une tendresse empoisonnée.

La tuberculose se présente donc sous la forme d'un véritable Protée aux aspects multiples et changeants. Et, cependant, nous n'avons envisagé que quelques-uns des cas typiques sans les citer tous et sans même effleurer les manifestations dont la nature tuberculeuse n'est pas absolument certaine. Nous ne nous sommes, d'autre part, arrêtés qu'aux cas où la tuberculose a donné lieu à des symptômes décelables par l'examen que le médecin fait au lit du malade; nous n'avons pas fait intervenir les procédés et les recherches de laboratoire. Alors, les confins de la tuberculose s'étendent singulièrement. Comme tous les microbes, le bacille tuberculeux sécrète des produits solubles, qui jouent un rôle dans le développement de la maladie. Qu'on prélève ces produits solubles du bacille tuberculeux et qu'on les inocule dans ou sous la peau d'un sujet; si ce sujet n'a jamais été atteint antérieurement par la tuberculose, l'inoculation de cette quantité infinitésimale de poison tuberculeux le laisse indifférent, il ne réagit pas. Si, au contraire, il a déjà été atteint à un moment quelconque de sa vie et si peu que ce soit par le bacille tuberculeux, il réagit en face de cette atteinte nouvelle sous une forme fugace, sans danger pour lui et cependant très apparente. Cette épreuve est employée couramment en médecine vétérinaire pour déceler la tuberculose chez les bovidés. Si on fait cet essai chez un jeune nourrisson de moins de 3 mois, on n'a pour ainsi dire jamais de réaction, et c'est là un fait considérable que nous retrouverons au chapitre suivant avec toute son importance. Mais après cet âge, le nombre des réactions positives s'accroît de plus en plus, au fur et à mesure qu'on s'adresse à des sujets plus âgés, et cela d'autant plus que les sujets ainsi examinés ont eu une existence plus civilisée, plus mêlée à celle des grands centres, des grosses agglomérations et des grands courants de communication. Chez les adultes placés dans de telles conditions, le nombre des réactions positives atteint le chiffre formidable de 95 p. 100, c'est-à-dire que sur 100 adultes ayant eu un contact ou des séries de contacts plus ou moins prolongés avec une agglomération humaine importante, ayant vécu, en somme, la vie normale du civilisé moderne, il y en a 95 qui, un jour ou l'autre, ont subi l'atteinte plus ou moins violente du bacille tuberculeux. Chez les uns, elle s'est manifestée par des lésions qui continuent leur évolution progressive; chez d'autres, ces lésions, après avoir été apparentes, se sont assoupies; le bacille tuberculeux, terrassé par les défenses de l'organisme, s'est laissé emprisonner dans un tissu de cicatrice qui le rend inoffensif, au moins provisoirement. Chez d'autres, enfin, cette effraction de l'organisme par la tuberculose ne s'est pas manifestée par une lésion apparente; un simple malaise, un peu de fièvre et de courbature et l'envahisseur peu virulent ou peu nombreux s'est immédiatement heurté aux défenses principales et accessoires de l'organisme envahi; il s'est laissé mettre en cellule et hors d'état de nuire; il a même pu mourir dans sa prison, mais son corps microscopique détruit n'en est pas moins toujours là avec ses poisons adhérents à sa substance morte. L'ennemi est toujours dans la place, prêt à saisir l'occasion de notre défaillance possible. Fait prisonnier après avoir commis des dégâts ou sans avoir eu le temps ou la force d'en faire, il a mis bas les armes, mais il les a conservées.

Prêt à s'évader ou à libérer ses toxines, il créera de nouveaux désastres si son hôte, sans vigilance, a laissé s'amoindrir sa force de résistance ou lui a permis de recevoir du dehors un nouveau renfort. Cette histoire du bacille tuberculeux, qui pourrait être, sous forme de fable, une page d'histoire contemporaine, a pu faire croire à des âmes confiantes que le danger était passé et que le bacille tuberculeux était capable d'une soumission définitive. De ces innombrables cas, dans lesquels on décèle une infection tuberculeuse ancienne, sans qu'il y ait de lésions en évolution, on a pu conclure que la tuberculose était une maladie essentiellement curable, la plus curable des maladies, pensent même quelques esprits légèrement paradoxaux. La vraie guérison, c'est la destruction totale et l'élimination définitive du germe morbide. Dans ces conditions, dans l'état actuel de nos moyens — et pour longtemps encore — il est impossible de parler vraiment de guérison de la tuberculose : on tient plus ou moins en respect un ennemi plus ou moins offensif. C'est un état de paix armée : malheur aux organismes sans armes et sans défenses. Bien plus : alors que la plupart des maladies infectieuses sont immunisantes, c'est-à-dire laissent le sujet guéri à l'abri d'une nouvelle atteinte, au contraire, une première offense du bacille tuberculeux laisse le sujet plus sensible à une offense ultérieure. Il fera moins facilement ces formes généralisées qu'on observe après une première attaque en masse par le bacille tuberculeux; mais il aura plus de peine et mettra plus de temps à maîtriser une petite troupe pareille à celle dont il avait triomphé facilement la première fois. De chacun de ces « coups de mains » montés contre nous par la tuberculose, nous sortons de plus en plus diminués, nous nous laissons *grignoter* jusqu'au jour où, débordés par ces petits paquets successifs, nous les laissons se répandre, eux et leurs poisons, dans notre corps, miner un ou plusieurs de nos organes et nous conduire, enfin, à la débâcle.

Ces notions vont nous fournir les éléments de réponse à la question que nous avons maintenant à résoudre : « Comment devient-on tuberculeux? »

CHAPITRE II.

Comment devient-on tuberculeux?

A cette question, la réponse qui vient naturellement à l'esprit est la suivante : la tuberculose est une maladie familiale qui a ses origines dans l'hérédité. Evidemment, la tuberculose frappe différents membres d'une même famille et les générations successives de ces familles. Les anciens médecins avaient pu en conclure que la tuberculose est une maladie constitutionnelle essentiellement héréditaire et cette notion est encore très répandue dans le monde. Cependant, Villemin démontra, en 1865, la nature infectieuse et le caractère contagieux de la maladie en la communiquant à des animaux sains par inoculation de fragments de lésions tuberculeuses prélevés sur des sujets tuberculeux. En 1882, Koch, par la découverte du bacille, précisait ces notions et expliquait la contagion. A la lumière de ces faits, la question a été reprise par de nombreux observateurs et la réponse a été de moins en moins favorable à cette notion de l'hérédité.

Il ne m'est pas possible de développer ici les raisons d'ordre biologique qui militent contre l'hérédité tuberculeuse; il existe, d'ailleurs, un fait d'observation qui dispense de toutes les considérations d'ordre théorique. Ce fait est le suivant :

Nous avons vu que, chez les nourrissons de moins de 3 mois, on n'avait pour ainsi dire jamais de réaction positive, et cela quel que soit l'état de santé de leurs parents. Il faut en conclure que ces jeunes nourrissons ne sont pas encore infectés par le bacille de Koch, constatation tout à fait contraire à l'idée d'une tuberculose héréditaire chez les enfants issus de parents tuberculeux. Ces enfants, qui ne naissent pas tuberculeux, héritent-ils du moins de leurs parents d'une prédisposition à la tuberculose? Seront-ils plus sensibles que les autres aux contagions ultérieures? Certes : des parents infectés de tuberculose auront des chances de donner le jour à une descendance mal venue et plus ou moins riche en tares et en insuffisances de développement. Ces sujets, mal développés ou cachant sous des apparences souvent normales un ou plusieurs organes défaillants, seront moins aptes que d'autres à se défendre contre une infection, mais cette infériorité n'existera pas en face de la tuberculose seule; elle existera vis-à-vis de toutes les infections et de toutes les intoxications qu'ils seront appelés à rencontrer au cours de leur existence. De toutes ces infections, la première en date sera la tuberculose, puisqu'ils la trouveront autour de leur berceau au premier jour de leur vie.

Donc, au point de vue social de la tuberculose,

on peut considérer que l'hérédité ne joue pratiquement aucun rôle dans la propagation et le développement de la maladie. Par là, la tuberculose perd ce caractère fatal que lui conféreraient des origines puisées aux sources mêmes de la vie; maladie essentiellement contagieuse, elle est une maladie évitable; *on ne naît pas tuberculeux, on le devient.*

Quand devient-on tuberculeux?

Si les nourrissons âgés de moins de 3 mois ne donnent qu'exceptionnellement des réactions positives à l'épreuve de la tuberculine et font ainsi la preuve de leur intégrité, les résultats changent quand on s'adresse à des enfants plus âgés. Dès l'âge de 1 an, 20 p. 100 des enfants d'une agglomération urbaine ont des réactions positives. De 2 à 5 ans, le pourcentage passe à 55 p. 100; de 5 à 15 ans, il est de 77 p. 100. Au dessus de 15 ans, on a 85 p. 100 de résultats positifs. Ces chiffres ont été observés à Lille par les élèves de Calmette. Si on quitte le domaine des réactions à la tuberculine pour s'en tenir aux constatations faites sur les cadavres autopsiés, on trouve les chiffres suivants empruntés à Comby (de Paris). Au cours des autopsies des sujets morts de n'importe quelle maladie, Comby a trouvé :

De 1 jour à 3 mois : 0 lésion tuberculeuse;

De 3 mois à 6 mois : 7,5 p. 100 de lésions tuberculeuses;

De 6 mois à 12 mois : 21,5 p. 100 de lésions tuberculeuse.

Ces chiffres sont comparables à ceux fournis par l'épreuve de la tuberculine et il faut en retenir que c'est pendant les quinze premières années de la vie et surtout de 2 à 5 ans que se fait chez l'homme la première infection tuberculeuse. Certes, toutes ces infections n'évoluent pas vers la maladie, mais, dès 15 ans, 80 p. 100 des habitants d'une agglomération urbaine importante sont touchés par la tuberculose et recèlent en un point quelconque de leur organisme un foyer plus ou moins éteint, prêt à se rallumer à la première occasion. On comprend, dans ces conditions, comment la tuberculose décime certaines familles sans qu'ait besoin d'intervenir l'hérédité, puisque c'est dans la toute première enfance, alors que le bébé vit dans l'atmosphère immédiate de ses parents tuberculeux, que se fait la contagion; l'enfant en trouve les éléments dans la tendresse empoisonnée des siens, dans les souillures au milieu desquelles il est appelé à se nourrir et à respirer. Et ce fait apparaît encore plus clairement quand on étudie les conditions de la contagion tuberculeuse.

La condition essentielle, c'est le bacille tuberculeux.

Sans bacille de Koch, il n'y a pas de tuberculose, comme sans grain de blé il n'y a pas de moisson. Les conditions défectueuses d'alimentation et de respiration, le taudis, l'alcool sont à eux seuls incapables de produire la tuberculose s'il n'y a pas pénétration dans l'organisme de la semence tuberculeuse, du bacille. C'est la vérité première qu'il ne faut pas perdre de vue quand on étudie la genèse de la tuberculose et les moyens de la lutte antituberculeuse. Comment le bacille pénètre-t-il chez nous? Toutes les portes d'entrée lui sont bonnes, mais les deux plus faciles pour lui sont la bouche et le nez et, par ces deux orifices, nos voies respiratoires et nos voies digestives. Point n'est besoin, ici, de rechercher quelle est la plus fréquentée de ces voies d'accès, poumons ou tube digestif; tout bacille tuberculeux introduit par un moyen quelconque, air, poussières ou aliments, dans notre pharynx par notre bouche ou nos narines, risque de progresser dans notre trachée ou notre œsophage, de s'implanter dans nos amygdales, dans nos poumons, dans les ganglions qui entourent nos bronches et notre intestin; il y créera une lésion tuberculeuse, minime ou importante, active et évolutive ou inerte et assoupie; mais il sera installé dans la place.

Quelle est l'origine de ce bacille?

Sa source la plus importante, vraiment inépuisable, ce sont les tuberculeux qui crachent et dont les crachats fourmillent de bacilles; ce sont les tuberculeux à proximité desquels nous vivons, même s'ils semblent jouir d'une belle santé apparente; en parlant, ils laissent échapper des particules de salive riches en bacilles; en mangeant ils souillent avec cette salive leurs couverts et leurs verres qu'un lavage à l'eau tiède ne suffit pas à désinfecter. De ces particules de salive et de crachats, de ces miettes de repas, les unes viennent se déposer dans le nez ou dans la bouche des hôtes de la maison; les autres tombent sur le sol ou sur les meubles, et avec les poussières pénètrent dans les premières voies digestives et respiratoires. Dans ces logis infectés par la tuberculose, le jeune enfant se traîne sur le sol, promène partout ses mains, porte à sa bouche les objets qu'il ramasse et qui sont imprégnés de bacilles, et ainsi se développe chez lui cette première infection tuberculeuse de l'enfance, ce qu'on a appelé la tuberculose du « petit touche à tout », qui, né sain de parents tuberculeux, ne tardera pas à s'infecter au contact direct de ceux qui l'élèvent ou par l'intermédiaire des objets souillés par eux. Et le père et la mère peuvent ne pas être en cause. Mais de combien de cas sont responsables les grands-parents, les vieilles gouvernantes, dont la bronchite chronique, mise sur le compte de l'âge, n'éveille pas la méfiance. Et ce contact infectant, s'il ne le trouve chez lui, le jeune enfant le rencontrera dans le sable des jardins publics, dans l'atmosphère des salles d'école, dans les poussières qui recouvrent les sucreries, les trompettes et les joujoux achetés à des étalages ouverts à tous les vents, exposés à toutes les souillures. L'adulte le rencontrera en voiture, en wagon, au café, à l'atelier, au bureau, etc., partout où passent les tuberculeux innombrables qui sillonnent la cité et le pays. *L'origine de la tuberculose est donc, avant tout, humaine, et le danger pour l'homme, c'est l'homme.* A côté de l'ubiquité de cette contagion interhumaine, le danger de la tuberculose animale apparaît comme secondaire et joue un rôle de second plan. Non pas que cette tuberculose animale soit négligeable. On ne peut admettre, aujourd'hui, l'opinion de Koch qui, en 1901, sépara radicalement la tuberculose bovine de la tuberculose humaine et proclama l'innocuité de la première pour l'homme. Mais c'est surtout chez l'enfant que la tuberculose d'origine bovine a pu être observée. La question des viandes tuberculeuses est donc secondaire dans la genèse de la tuberculose humaine, et il suffit d'éliminer de l'alimentation les organes et les morceaux où siègent des lésions. Le lait, par contre, a une importance plus grande; le bacille de Koch se trouve dans le lait des vaches tuberculeuses, même si elles n'ont pas de lésions des mamelles; il y apparaît par intermittences, sous forme de véritables décharges. Le bacille tuberculeux bovin étant moins virulent pour l'homme que le bacille d'origine humaine, il en faut, sans doute, de grandes quantités pour produire une contagion, et cela explique la rareté de la tuberculose d'origine bovine chez l'enfant, même élevé au biberon, comparativement à la fréquence des vaches et des laits tuberculeux. Le lait cru n'en constitue pas moins un danger réel, et il faut une ébullition prolongée pendant un quart d'heure pour le rendre inoffensif. Signalons, en passant, que certaines crêmes et certains fromages frais, pour lesquels il n'a pas été soumis à l'ébullition, constituent un danger plus imminent. Mais, malgré tout, il ne faut pas perdre de vue cette idée dominante que, dans la propagation de la tuberculose, le danger pour l'homme c'est l'homme lui-même, et non seulement celui qui est notoirement tuberculeux, mais encore celui qui porte allégrement ses lésions, mais même celui qui, n'ayant pas de lésion décelable, porte en lui des colonies bacillaires qu'il extériorise de temps à autre par son expectoration, par ses urines, par ses déjections. Méfions-nous de nos voisins et de tous nos voisins, même s'ils ont toutes les apparences d'une santé florissante, et, soit dit en passant, cela n'est pas spécial à la tuberculose; cela est vrai de toutes les infections.

Dans les conditions normales de la vie civilisée moderne, la première atteinte de l'homme par la tuberculose se fait le plus souvent dans la toute première enfance. Si cette première infection est produite avec une dose suffisante de bacilles virulents, elle prend immédiatement une allure grave; la tuberculose, quand elle évolue chez un jeune enfant âgé de moins de 2 ans, est *souvent* — pas toujours — rapidement mortelle, et, d'une façon générale, toute infection tuberculeuse massive chez un sujet qui n'a jamais été soumis antérieurement à des petites inoculations tuberculeuses est une tuberculose grave, évoluant rapidement vers l'issue fatale. C'est ce qu'on observe chez les noirs qui, n'ayant jamais eu de contact avec les tuberculeux, sont soumis brusquement à la contagion au milieu des agglomérations européennes, et, le climat plus rude aidant, sont enlevés par des lésions pulmonaires massives à marche foudroyante. C'est ce qu'on observait autrefois quand un paysan des montagnes qui avait vécu en dehors des centres urbains et des grands courants de communication, venait s'installer à la ville; la contagion tuberculeuse se manifestait chez lui sous des formes rapides, rappelant celles des petits enfants. La civilisation pénétrant dans les campagnes, la création des routes et des chemins de fer, en introduisant dans les points les plus reculés la contagion tuberculeuse, la fréquentation urbaine favorisée par le service militaire, tendent à faire disparaître chez les paysans devenus citadins ces formes aiguës de la maladie. Car, dans les conditions habituelles, et en dehors des cas où l'enfant vit en contact permanent et immédiat avec sa famille tuberculeuse, la première inoculation se fait à petite dose par des bacilles qu'un séjour plus ou moins prolongé à l'air et à la lumière extérieure en dehors du malade a rendus moins virulents. Ils sont englobés par les défenses de l'organisme, ils sont annihilés et n'évoluent pas. Le sujet qui en est porteur bénéficie de cette atteinte en ce sens qu'il en conserve une sorte de vaccination qui lui permet de se défendre mieux contre une atteinte ultérieure plus active; celle-ci n'entraînera pas ces lésions généralisées et à marche rapide que nous enregistrions tout à l'heure; elle se manifestera sous une forme à évolution plus lente, qui est la forme commune de la tuberculose chez l'adulte. Mais chaque médaille a son revers : ce sujet, déjà infecté par une première inoculation légère dont il avait facilement triomphé, devra lutter contre toute inoculation nouvelle, même faible. Il en résultera une lésion dont il triomphera encore et souvent, mais qui le laissera encore plus sensible à une inoculation ultérieure, et ne demandera qu'à se rallumer si la résistance du sujet diminue. Une comparaison guerrière vient naturellement à l'esprit, un peu grossière sans doute, mais assez expressive pour qu'on puisse la risquer. En

1914, quand les armées françaises ont subi le choc formidable d'un ennemi innombrable et puissamment armé, elles se sont repliées; le territoire a été envahi sans que son sol ait à souffrir de la bataille; la France a failli mourir sans qu'elle ait eu le temps de réagir contre son agresseur, comme un petit enfant en face de la tuberculose. Puis la force offensive de l'ennemi s'est épuisée, en même temps que nos moyens de défense se développaient; alors a commencé cette lutte de quatre années faite de victoires et de revers, au cours de laquelle le sol national a été pilonné, creusé, fouillé, bouleversé jusqu'au jour où notre résistance a obligé l'ennemi à renoncer à la lutte, où il s'est replié, laissant notre sol, notre organisme, couvert de plaies et de cicatrices. Tels sont nos organes après avoir subi les assauts successifs et plus ou moins violents de la tuberculose. En matière de tuberculose, il faut donc distinguer entre la première infection et les infections suivantes : la première infection est grave, très grave si elle est ou bien massive, ou bien causée par des bacilles très virulents, ou bien survenue chez un sujet affaibli, hors d'état de se défendre. Si elle est légère, si les bacilles sont peu virulents, si le sujet est apte à résister, elle n'évolue pas. Les infections ultérieures, au contraire, nécessitent toujours un combat; elles évoluent toujours plus ou moins avec plus ou moins de lenteur, avec plus ou moins de dégâts. Comme conséquence, ce qui est grave, ce n'est pas une inoculation, pourvu qu'elle ne soit ni trop virulente ni trop massive, ce sont *les inoculations successives et surajoutées, et c'est la diminution de la résistance du sujet.* C'est à cette série d'infections successives et surajoutées qu'est soumis l'enfant ou l'adulte qui vit au milieu de tuberculeux, dans sa famille, à l'école, à l'atelier ou ailleurs, puisque, à chaque heure du jour et de la nuit, il va, pour ainsi dire, puiser à sa source le poison auquel il est chaque fois plus sensible. Il n'est d'ailleurs pas nécessaire qu'un sujet qui loge en lui des bacilles tuberculeux aille chercher au dehors une nouvelle infection : ces bacilles, qu'il tenait prisonniers, peuvent, à la faveur d'un affaiblissement même passager de leur hôte, s'échapper, se répandre et aller fonder ailleurs une nouvelle colonie qui constitue une véritable réinfection. Le bacille tuberculeux peut donc être impunément conservé dans un organisme humain, à condition qu'on ne lui permette pas de recevoir des renforts de l'extérieur et qu'on lui oppose constamment des défenses énergiques et toujours en éveil.

× ×

Quelles sont ces défenses? Ou plutôt, pour rester sur le terrain de la pratique, quelles sont les circonstances dans lesquelles ces défenses, venant à manquer, l'organisme humain offre à la tuberculose une proie facile, un terrain fertile sur lequel la semence tuberculeuse poussera sans entraves?

Il y a une constatation courante : toutes les petites lésions tuberculeuses qu'on rencontre chez les sujets infectés à une heure quelconque de leur vie, et qui se sont cicatrisées sans évoluer vers la maladie, sont des lésions calcifiées, c'est-à-dire que le bacille tuberculeux, prisonnier dans un repli quelconque de l'organisme, y a été littéralement emmuré dans une alvéole de dépôts minéraux, de sels calcaires. Tout individu qui se déminéralise, c'est-à-dire qui, par ses urines, ou ses déjections, élimine plus de sels minéraux qu'il n'en ingère par son alimentation, perd de ce fait un de ses moyens de défense contre l'infection tuberculeuse. La conséquence, c'est la nécessité de veiller à la conservation de l'équilibre normal des sels minéraux de l'organisme.

A côté de cette circonstance d'ordre chimique, il faut placer toutes les conditions qui diminuent la vigueur physique de l'individu, qu'il s'agisse des conditions qu'on peut appeler normales et qui tiennent au développement régulier de l'homme, ou des conditions anormales, pathologiques, qui sont réalisées par les mauvaises habitudes d'hygiène, les infections et les intoxications de toute nature.

Parmi les premières, se trouvent, chez l'adolescent, la période difficile de la croissance et de la puberté; chez la femme, les modifications profondes causées chez elle par l'évolution normale de son organisme au cours de sa vie.

C'est aussi le surmenage intensif, intellectuel ou physique, les travaux excessifs, les veilles prolongées. Chez l'homme âgé, qui, pendant toute sa vie, avait facilement toléré et tenu en respect une inoculation tuberculeuse légère, la diminution progressive de l'activité organique permettra à cette infection sommeillante de se réveiller, de se développer et de s'étendre pour devenir à son tour contagieuse.

Parmi les causes pathologiques d'amoindrissement de la résistance, il faut citer toutes les maladies infectieuses aiguës, et en particulier la rougeole et la coqueluche, qui réveillent si souvent chez leurs victimes un foyer tuberculeux pulmonaire éteint ou assoupi. Il faut y ajouter les maladies et intoxications chroniques, surtout l'alcoolisme, facteur bien connu de déchéance organique; elles ne créent certes pas la tuberculose en l'absence du bacille, mais lui préparent un terrain favorable en anéantissant la vigueur défensive de nos organes et de nos cellules. Citons, enfin, les tares héréditaires. Elles se traduisent par des insuffisances dans le développement et le fonctionnement du système circulatoire, de l'appareil urinaire et de certaines glandes réparties en différents points de notre corps et dont le rôle, encore mal élucidé, n'en apparaît pas moins comme indispensable au développement harmonieux de notre corps et à la pleine vitalité de nos organes solidaires les uns des autres. C'est ainsi que peut vraisemblablement intervenir l'hérédité tuberculeuse : tel enfant né de parents tuberculeux héritera de ces insuffisances organiques apparentes ou cachées, qui diminuent sa résistance vis-à-vis de ce bacille tuberculeux qu'il trouvera dans les premiers baisers de sa mère et dans les poussières de son logis et de ses objets familiers.

Tel est le terrain préparé pour le développement facile de la semence tuberculeuse. Ce développement est encore favorisé par les conditions de milieu dans lesquelles vivent les hommes, conditions malheureusement normales de mauvaise hygiène. Certes, la tuberculose n'épargne aucune classe sociale, mais elle est surtout et avant tout une maladie populaire; son champ d'action est surtout étendu dans les milieux pauvres qui, à la misère, ajoutent une mauvaise éducation hygiénique. C'est l'alimentation insuffisante, l'habitation malsaine, humide et sans soleil, le logis encombré dans lequel chaque occupant manque à la fois du cubage d'air nécessaire et de la surface indispensable pour que chacun puisse vivre et dormir sainement. Dans ce logis surpeuplé, ce taudis, l'occupant tuberculeux infecte largement ses cohabitants et ceux-ci, d'une part, mal alimentés, manquent, d'autre part, de l'air pur nécessaire pour revivifier leurs tissus et donner à leurs organes la vitalité nécessaire à leur fonctionnement normal. Ces conditions, qui existent aussi bien à la campagne qu'à la ville, nous les retrouverons à propos *de la lutte antituberculeuse qui est surtout la lutte contre le paupérisme et la misère, ou, mieux, la lutte en faveur d'une meilleure utilisation des ressources budgétaires des individus, des familles et des collectivités.*

× ×

Telle est cette tuberculose dont nous venons de faire l'histoire et de montrer les dégâts et le mode d'action. Nous pouvons maintenant formuler une série de propositions qui résument les enseignements antérieurs :

I. — La tuberculose est un fléau pire que toutes les épidémies et tous les cataclysmes qui ont pu, à certaines époques, désoler l'humanité.

II. — La tuberculose n'est véritablement pas une maladie héréditaire, c'est une maladie contagieuse, c'est-à-dire évitable, qui atteint l'homme le plus souvent dès son enfance.

III. — La contagion tuberculeuse se fait par le bacille tuberculeux, qui pénètre dans l'organisme le plus souvent par les orifices naturels des voies respiratoires et digestives. Ce bacille tire surtout son origine des hommes tuberculeux et beaucoup moins souvent des animaux : le véritable danger pour l'homme est l'homme tuberculeux.

IV. — Le développement de l'infection tuberculeuse se fait, d'une part, à la faveur *d'infec-*

tions successives et additionnelles, et, d'autre part, à la faveur des circonstances qui préparent *le terrain* par un affaiblissement de la résistance organique; périodes critiques de la vie, travail excessif ou plaisirs sans repos, surmenage de toute nature, maladies infectieuses et intoxications chroniques en tête desquelles se place l'alcoolisme, tares héréditaires dans lesquelles on retrouve l'action favorisante d'une ascendance tuberculeuse.

V. — Enfin, ces conditions de développement sont favorisées par les conditions *de milieu* : mauvaise alimentation, logis malsain et surpeuplé qui favorise ces infections successives et surajoutées qui sont à la base de l'évolution tuberculeuse.

× ×

Tels sont les éléments en face desquels nous nous retrouverons quand il s'agira de préciser les conditions de la lutte antituberculeuse. Cette lutte s'impose comme le plus impérieux des devoirs. La guerre a accru le nombre des tuberculeux : toute une adolescence surmenée par l'absence des adultes qu'elle a dû remplacer, ou dévoyée par la privation des directions paternelles, toute une population prisonnière ou retenue en pays envahi se sont trouvées placées dans des conditions de terrain et de milieu propices à l'évolution du germe. Des femmes et des enfants, des adultes employés pêle-mêle dans des usines sans souci des contages, dans des conditions hygiéniques douteuses, trouvant, par des salaires élevés, un accès facile au cabaret, toute une population s'est offerte au minotaure. Enfin, le soldat, le combattant, n'a pas trouvé dans la vie des tranchées la cure d'air que certains optimistes ont jugé, de loin, favorable à sa santé. Le « gourbi », ce fut le type du taudis surpeuplé, de la respiration bouche à bouche avec le camarade suspect; ce furent les aliments souillés d'une terre imprégnée de bacilles. La vie des tranchées, ce fut souvent le froid glacial et prolongé, le vêtement mouillé, la grande fatigue, le surmenage physique et moral, les angoisses déprimantes qu'ont connues les plus courageux et que seuls ont ignorées ceux qui n'ont pas participé à la bataille. Infections successives et additionnelles, conditions de terrain et de milieu, tout s'y est rencontré. A l'heure où ces tuberculeux de la guerre multiplient en France les causes de dissémination de la tuberculose, il faut qu'un effort de volonté nationale vienne à nouveau sauver le pays du désastre qui le menace : parmi les innombrables œuvres de la paix, la lutte antituberculeuse se place au premier rang. Etudions-en les conditions et les modalités.

CHAPITRE III.

La lutte antituberculeuse. — L'action indirecte par l'amélioration du terrain et du milieu.

Il y a donc dans la propagation de la tuberculose, des conditions de germe et des conditions de terrain et de milieu. A côté des moyens de lutte directe contre le bacille tuberculeux, il est nécessaire d'envisager des procédés indirects destinés, d'une part, à renforcer le terrain sur lequel le germe est appelé à s'ensemencer, et, d'autre part, à améliorer le milieu dans lequel vivent les sujets qui sont ou deviendront le réceptacle du bacille.

Nous l'avons vu, si la tuberculose n'épargne aucune classe sociale, elle est, avant tout, une maladie populaire et, considérée dans ses moyens indirects, la lutte antituberculeuse est surtout une lutte contre le paupérisme ou, plus exactement, une propagande en faveur d'une meilleure utilisation des ressources budgétaires des individus, des familles, des cités et des nations. C'est de cette utilisation meilleure que doivent résulter le renforcement du terrain et l'amélioration du milieu, aboutissant, en somme, à un accroissement de la résistance organique des individus. Comment accroître cette résistance organique? D'abord, par une alimentation mieux comprise et plus conforme à nos besoins réels. Ensuite, par une hygiène individuelle mieux surveillée, par une plus grande part faite dans notre existence à la vie au grand air, par une compréhension plus physiologique des exercices physiques. Puis par l'action contre le logis insalubre, le taudis et le surpeuplement. Enfin, par la lutte contre toutes les causes de déchéances organiques et spécialement contre l'alcoolisme.

I. — L'alimentation nécessaire et suffisante.

Il est impossible de s'arrêter ici longuement aux différentes faces du problème de l'alimentation.

Une enquête faite en 1905 par la *Ligue contre la misère*, portant sur environ mille ménages d'ouvriers parisiens, a montré que 70 p. 100 environ se nourrissaient insuffisamment. A l'heure présente, une proportion analogue existe vraisemblablement chez les petits rentiers grâce aux conditions troublées de la vie économique actuelle.

Une ration alimentaire, pour être substantielle, doit répondre à trois buts :

1° Apporter les matériaux nécessaires à l'édification du corps et à la réparation des pertes résultant du fonctionnement normal de nos organes. Elle doit donc varier avec le poids du corps et avec les besoins de la croissance et du développement;

2° Fournir les éléments nécessaires pour le maintien du corps à une température constante. Elle variera donc avec le climat, la température extérieure, le confortable du vêtement et de l'habitation;

3° Apporter les aliments dont la décomposition fournira la chaleur transformable en travail. C'est le charbon de la machine. L'homme qui ne fait rien n'a pas besoin de s'alimenter comme celui qui travaille : « Qui dort dîne », n'est que la mise en proverbe d'une vérité biologique.

Ces trois ordres de besoins sont satisfaits par la réunion dans la ration alimentaire des trois éléments qui constituent la base de l'alimentation humaine : *les albumines*, qui répondent surtout aux premiers besoins; *les hydrates de carbone* et *les graisses*, qui satisfont surtout les deux autres. Ces trois éléments existent en proportions variables dans les différents aliments mis à la disposition des hommes. La viande contient surtout des albumines associés à des hydrates de carbone et à des graisses; les légumes, et spécialement les légumes secs, contiennent des albumines en même temps que des hydrates de carbone; les laitages, les fromages contiennent les trois éléments en proportions variables; les corps gras renferment à peu près exclusivement de la graisse. Il faut ajouter à ces trois éléments organiques les éléments minéraux indispensables à l'édification et à la réparation de l'organisme et qu'on rencontre dans les produits d'origine animale, végétale ou minérale mis par la nature à la disposition des hommes.

Mais ces données chimiques ne peuvent pas résumer l'alimentation humaine. Il faut tenir compte d'éléments imprécis et impondérables, connus aujourd'hui sous le nom de *vitamines*, dont la présence est indispensable pour la bonne utilisation des aliments ingérés. Il faut tenir compte aussi de la digestibilité des aliments et de la facilité plus ou moins grande avec laquelle ils sont assimilés, c'est-à-dire incorporés à notre substance : une albumine est d'autant plus assimilable que sa constitution moléculaire est plus proche des albumines humaines, et l'albumine fournie par la viande est d'un meilleur rendement que l'albumine d'origine végétale.

N'oublions pas non plus l'influence des odeurs et des saveurs, du goût et de l'odorat, sur l'appétit, sur l'activité de nos secrétions digestives, sur la digestibilité des aliments; la variété de l'alimentation, la préparation des mets sont des facteurs importants de l'utilisation alimentaire. En matière d'alimentation, la façon de donner vaut souvent autant que ce qu'on donne : *à côté du chimiste et du physiologiste, la cuisinière joue un rôle de premier plan.*

Bref, la viande doit entrer dans la ration quotidienne de l'homme par une quantité moyenne de 200 grammes (viande entièrement consommable, sans os ni tendons). Les légumes secs, les féculents, les sucres, les graisses et les laitages doivent compléter la ration alimentaire. Le reste n'intervient que pour rendre l'alimentation plus variée et plus appétissante. Il n'est pas possible ici de discuter la valeur dynamique des différents aliments, leur utilisation et la composition des menus journaliers. Cette étude ne peut être que l'objet d'un enseignement spécial qui devrait figurer dans l'éducation des jeunes filles pour les préparer à leur rôle normal, essentiel, de maîtresses de maison, de ménagères, d'épouses et de mères.

Quoi qu'il en soit, le « rond de saucisson » et le « cornet de frites » sont des rations notoirement insuffisantes; le vinaigre et les épices qui s'y ajoutent sont des facteurs de mauvais fonctionnement digestif et de mauvaise utilisation des aliments ingérés. Il faut donc que toutes les classes sociales, quelle que soit leur situation, puissent faire, dans leur budget, la part de cette ration alimentaire, et que tous les individus trouvent dans leur salaire et dans l'organisation de leur budget le moyen de s'assurer cette nourriture appétissante et saine qui leur est nécessaire. Il faut qu'ils trouvent cette nourriture chez eux, dans leur famille, à l'auberge ou au restaurant, dans des coopératives, chez le patron ou dans la collectivité qui les emploie. Il ne faut pas qu'ils soient obligés au repas hâtif, mal préparé, insuffisant, acheté tout fait chez le marchand du coin, mangé froid, avec lequel ils trompent, sans se nourrir, leur sensation de faim. C'est le vieux problème de la « poule au pot », et il faut reconnaître que les conditions de la vie actuelle rendent sa solution difficile. Il serait cependant simplifié par une meilleure utilisation des ressources budgétaires de chacun. Ce n'est pas par hasard que cette formule revient fréquemment dans ces pages; elle est imposée par la constatation quotidienne des dépenses somptuaires dont nous sommes les témoins et qui trouveraient un meilleur emploi dans les budgets surchargés et déficitaires des familles, des communes et des nations.

II. — L'air pur.

A côté du problème alimentaire, se place celui de l'air pur. L'aménagement de nos logis et de nos cités ne réalise pas les conditions nécessaires pour mettre cet air pur à notre disposition. Dans les villes, ce sont les rues étroites et les hautes maisons aux cours semblables à des puits; ce sont les voies publiques dont l'atmosphère est surchargée de poussières immondes; ce sont les logements étroits où parents et enfants de tout âge vivent dans une déplorable promiscuité morale et physique; manque d'air, respiration dans une atmosphère qui a déjà servi et qui représente pour le poumon ce que serait pour le tube digestif une alimentation avec des produits déjà digérés par autrui. Dans les campagnes, s'il y a l'air pur des champs, il y a, par contre, l'étroitesse, l'encombrement, l'humidité et la ventilation insuffisante des chambres de la ferme.

Bref, il y a là tout un problème de reconstitution qui soulève avec lui les innombrables questions relatives aux familles nombreuses, aux logements à bon marché, aux rapports des pouvoirs publics et de la propriété privée, etc... Ce simple aperçu montre que si nous attendons seulement de là la victoire dans notre lutte antituberculeuse, elle risque de n'être jamais qu'un mirage.

III. — L'éducation physique.

En attendant la réalisation des conditions meilleures de vie sociale, nous devons cependant obtenir, dans nos cités, des espaces vides et bien aérés, des rues plus propres et nous devons dès maintenant entretenir la vigueur physique de la race par un entraînement qui la mettra en état de lutter contre l'infection tuberculeuse et de compenser les conditions défectueuses de la vie en commun. Nous étudierons cette question dans toute son ampleur à propos de la protection de l'enfance (voir chapitre VI). Indiquons seulement ici que les exercices physiques et sportifs doivent être le moyen destiné à fournir aux hommes la capacité respiratoire et l'impulsion sanguine énergique et régulière qui sont leur meilleure arme défensive contre les infections et spécialemnt contre l'infection tuberculeuse.

IV. — Les causes de moindre résistance.

Ainsi se trouvera accrue leur force de résistance. Il leur restera maintenant à ne pas la laisser diminuer par toutes les causes de déchéance qui les guettent et dont ils sont trop souvent la proie.

« *L'alcool fait le lit de la tuberculose.* » Il est toujours nécessaire de répéter cette phrase, si souvent reproduite de Landouzy. Ces dégâts de l'alcool sont bien connus et ce n'est pas ici le lieu de les développer. Chacun sait combien cette intoxication diminue la vigueur physique des individus et quelles lésions elle crée dans leurs organismes. On conçoit donc quelle proie facile l'alcoolique devient pour le bacille de Koch et avec quelle aisance celui-ci se développera dans cet organisme taré et déficient.

Toutes *les maladies infectieuses*, par la diminution passagère ou durable qu'elles apportent à notre résistance physique, sont aussi des facteurs de tuberculose.

Dans les casernes, la grippe, la rougeole réveillent chez les soldats le petit foyer tuberculeux assoupi, cicatrisé, non évolutif qu'ils ont apporté de chez eux au régiment. Ces conditions se retrouvent dans toutes les collectivités, les écoles, les internats, etc. Ainsi, toute amélioration apportée à la prophylaxie de ces maladies est un point marqué contre le bacille tuberculeux.

Enfin, *le surmenage*. La réglementation du travail fait partie du programme de lutte contre la tuberculose. Mais c'est là un point sur lequel il n'est peut-être plus très urgent d'insister à l'heure actuelle; la propagande dans cette voie a fait facilement des adeptes et le législateur peut sans crainte diriger ses efforts sur d'autres points de la lutte antituberculeuse. Malheureusement, le temps enlevé au travail n'est pas toujours gagné par l'hygiène.

V. — L'AMÉLIORATION DE LA VIE FAMILIALE.

Tel est l'ensemble des moyens indirects de la lutte antituberculeuse : alimentation substantielle et répondant aux besoins réels de l'organisme, remaniement de l'organisation de nos cités et de nos maisons, développement physique de la jeunesse intelligemment conçu et physiologiquement compris, guerre à l'alcool et aux infections aiguës et chroniques, juste répartition des heures de travail, de plaisir et de repos. C'est là un vaste programme dont la réalisation intégrale, si elle est jamais possible, ne pourra être obtenue que par l'évolution lente de la vie sociale. Mais il est possible de concevoir une réalisation partielle immédiate : c'est l'*amélioration de la vie familiale*, qui a sa base dans l'éducation de la femme et de la jeune fille. Là est le levier sur lequel doivent porter nos efforts dans cette lutte pour la préparation du terrain défavorable au bacille. Apprenons à nos jeunes filles à être les organisatrices intelligentes et avisées de la maison, à répartir avec soin jaloux les ressources budgétaires du ménage entre les dépenses essentielles de nourriture et de logement et les dépenses somptuaires de toilette et de plaisir. Instruisons-les dans l'art des repas appétissants, des chambres propres, du logis qui attire et retient le père et les fils. Mères, elles éduqueront leurs filles dans cette voie féconde; elles inculqueront à leurs fils le goût et le désir d'un foyer semblable bâti le plus tôt possible, sans gaspillage préalable de leur jeunesse dans les cabarets et les bouges de misère ou de luxe. Et cette éducation des filles s'impose dans toutes les classes sociales, car elle est partout inexistante, aussi bien dans la bourgeoisie — petite ou haute — que dans les milieux ouvriers. Unissant les goûts de Chrysale et Clitandre, apprenons-leur qu'on vit de bonne soupe et non de..... bavardages, et, si nous consentons qu'une femme ait des clartés de tout, veillons du moins à ce que ces clartés se répandent surtout sur les sujets qui se rapportent à son rôle naturel d'épouse et de mère, de gardienne attentive et accueillante, aimée et respectée du foyer familial : c'est là qu'est sa place la plus enviable, que ce foyer soit pauvre ou qu'il soit opulent. L'émancipation de la femme ne paraît pas devoir résulter des revendications de je ne sais quel féminisme barbu qui vise à l'assimilation des sexes, mais, au contraire, de l'effort incessant pour assurer à la femme, en même temps que la possibilité de gagner honnêtement sa vie, l'accomplissement de ses devoirs et la réalisation de ses droits d'épouse et de mère.

Mais, ne l'oublions pas, si importants que soient, dans la lutte antituberculeuse, les moyens qui visent le terrain et le milieu, ils ne sauraient la résumer. L'alimentation la plus substantielle, le logis le mieux aménagé, la vie la plus hygiénique deviendront rapidement inopérants si les occupants du logis sont perpétuellement infectés par un cracheur de bacilles. Il faut s'attaquer directement au germe et à ceux qui le véhiculent : il nous reste à voir les modalités de cette action directe.

CHAPITRE IV.

L'action directe et l'organisation sociale contre la contagion tuberculeuse. — Le dispensaire.

I. — NÉCESSITÉ DE L'ACTION DIRECTE CONTRE LE BACILLE.

La tuberculose est une maladie contagieuse dans laquelle l'hérédité joue un rôle tout à fait secondaire, à peu près nul; voilà une notion aujourd'hui presque universellement admise. Il semble que la nécessité de combattre, avant tout, le germe et de s'attaquer au bacille devrait se présenter comme l'inévitable corollaire d'une vérité qui est presque un axiome. Chose curieuse, il n'en est rien, et bien des esprits, même dans le monde médical (1), veulent que tous les efforts de la prophylaxie antituberculeuse se portent sur l'amélioration du terrain et du milieu en négligeant la semence qui doit s'y développer. Cette opinion se base évidemment sur des arguments. Quels sont-ils?

1° En premier lieu, *l'ubiquité du bacille de Koch et le nombre considérable de tuberculeux qui circulent* dans le monde. 95 p. 100 des habitants d'une ville, dit-on, sont entachés de tu-

(1) En particulier M. LAVERGNE (*Presse médicale* 1921, page 565).

berculose. Comment voulez-vous vous attaquer à cette foule immense? Le bacille tuberculeux est partout. Comment voulez-vous le détruire dans ses repaires? Cet argument n'a pas la valeur qui, de prime abord, semble s'y attacher. Quand on parle des 95 p. 100 des habitants d'une ville qui présentent des lésions de tuberculose ou qui réagissent positivement aux inoculations de tuberculine, il ne faut pas en conclure que tous ces sujets sont des tuberculeux contagieux, chez lesquels la tuberculose évolue en se développant. Cela veut dire seulement que sur 100 habitants adultes d'une ville, 95 ont, en un moment quelconque de leur existence et surtout dans leur enfance, ingéré ou respiré des bacilles en quantité plus ou moins grande et que ces bacilles se sont installés chez eux. Mais tous ne sont pas devenus des tuberculeux; la plupart ont opposé à leur envahisseur une barrière que celui-ci n'a pas pu franchir et qui l'a obligé à rester cantonné dans un réduit de l'organisme envahi. De même quand on parle de l'ubiquité du bacille tuberculeux, il faut s'entendre : que le citadin soit exposé à rencontrer n'importe où et n'importe quand le bacille de Koch, cela est certain et les 95 p. 100 des citadins entachés de tuberculose sont là pour en témoigner. Mais que partout et toujours on trouve le bacille en quantité suffisante et avec une virulence assez active pour créer la tuberculose évolutive, c'est une autre question, et quand il s'agit de bacilles susceptibles, par leur quantité ou par leur qualité, de produire chez l'homme cette tuberculose, on ne peut plus parler d'ubiquité.

2° Mais alors, disent les adversaires de l'action directe, si les bacilles qu'on rencontre sont plus souvent dépourvus de virulence, cette inoculation constante et répétée n'a pas tous les inconvénients que l'on dit, puisqu'elle réalise, en somme, et malgré tout, une certaine vaccination, grâce à laquelle les adultes mis en contact permanent avec le bacille de Koch font leur tuberculose sous des formes chroniques et subaiguës beaucoup moins graves que celles réalisées pour les jeunes sujets ou pour les adultes placés brutalement en face d'une contagion virulente et massive. Laissons donc les hommes se vacciner par un contact permanent avec le bacille et mettons seulement leur organisme en état de résister à ces inoculations, qui sont autant de vaccinations successives. Quelle est la part de vérité contenue dans cette affirmation? Même à ne tenir compte que des malades atteints de tuberculose évolutive et en négligeant les autres, on ne peut évidemment songer à organiser la lutte contre la contagion tuberculeuse comme on conçoit la défense contre les maladies épidémiques aiguës; la marche chronique et prolongée de la maladie s'y oppose. L'isolement du malade n'est pas réalisable, et ce serait tomber dans l'absurde que de réclamer la création d'une sorte de léproserie moderne où l'on parquerait les 700.000 Français cracheurs de bacilles, sans souci des moyens d'existence de leur famille, sans prévoir les charges budgétaires énormes que cette installation créerait à l'Etat, sans tenir compte des protestations légitimes de ces nouveaux parias. Ce n'est cependant pas une raison pour ne rien faire et pour ne pas les rendre moins nocifs en les empêchant de souiller leur voisinage et leur ambiance par leurs crachats et leurs excrétions bacillifères. Car ces malades sont nocifs, et, quoi qu'on puisse penser de la vaccination naturelle antituberculeuse et des avantages qui résultent des infections légères successives, on ne peut vraiment pas considérer comme des porteurs de vaccin ces tuberculeux en pleine évolution morbide qui extériorisent par milliers des bacilles en pleine virulence. Dans les bureaux, dans les ateliers, les lieux de réunion, les voitures publiques, dans les logis, partout ces bacilles passent directement, sans transition et à toute heure, de l'organisme malade à l'organisme sain. Que le bacille tuberculeux extériorisé depuis quelque temps, ayant subi l'action de la chaleur et de la lumière solaire perde la virulence renforcée qu'il avait dans le poumon, c'est un fait certain; que ces bacilles, atténués, ingérés et respirés à doses fractionnées et répétées par les habitants des villes, constituent pour eux des agents de vaccination, on ne peut le méconnaître, et il n'y a aucun intérêt à faire disparaître ces inoculations légères et profitables par des mesures hygiéniques excessives et vexatoires, discréditant les meilleures causes. Que MM. les abstentionnistes se rassurent! Les mesures de destruction proposées contre le bacille de Koch ne visent pas à faire disparaître le dernier bacille du dernier crachat. L'avenir de la vaccination naturelle par les poussières sèches ou humides de nos maisons et de nos rues, par l'expectoration des tuberculeux peu atteints ou méconnus, est pour longtemps encore assuré, et nous pouvons, sans arrière-pensée, nous attaquer aux bacilles virulents dont l'action répétée sur les sujets vivant en contact immédiat avec les malades crée cette tuberculose chronique de l'adulte dont nous connaissons les ravages. Moins brutale que la tuberculose de première infection des sujets jeunes et des adultes qui n'ont jamais auparavant été en contact avec le bacille tuberculeux, elle n'en charge pas moins d'une manière effarante le bilan mortuaire de la France, elle n'en diminue pas moins, d'une manière considérable, la face productive du pays, elle n'en grève pas moins lourdement le budget d'assistance des communes et de la nation. C'est contre ces infections répétées, fractionnées ou massives, mais toujours virulentes, qu'il faut lutter en établissant une barrière contre l'invasion tuberculeuse, en créant un périmètre de protection autour des sujets vivant au contact d'un tuberculeux cracheur de bacilles. Je sais bien qu'on citera des cas tendant à prouver que le contact avec un tuberculeux ne suffit pas pour expliquer l'éclosion de la maladie. Dans tel milieu où vit un tuberculeux, certains se contaminent et font une tuberculose évolutive; d'autres échappent ou du moins ne réagissent pas d'une manière apparente aux inoculations auxquelles ils sont soumis. C'est vrai, mais cela prouve que, dans l'évolution de la tuberculose, il faut tenir compte d'une série de facteurs secondaires importants : force réactionnelle des différents individus, ce que j'ai appelé ailleurs valeur dynamique (1), âge du sujet au moment de son premier contact avec le tuberculeux virulent, inoculations antérieures avec des bacilles atténués, tares héréditaires et déficiences organiques diverses, etc. L'évolution tuberculeuse est soumise à des conditions complexes et il serait vain d'entreprendre la lutte sur un seul terrain en négligeant les autres; il serait d'ailleurs fou de ne pas s'occuper des bacilles virulents sous prétexte qu'ils ne résument pas à eux seuls les conditions de la tuberculose humaine évolutive.

Voyons donc ce qui a été fait dans ce sens et ce qui reste à faire.

II. — Historique.

L'organisation de la lutte contre la contagion tuberculeuse est de date récente en France : elle

(1) *Presse médicale*, les 14 janvier 1914, 31 juillet 1921.

est une création de la guerre. Avant 1914, il n'y avait que des efforts isolés, plus ou moins efficaces dans le petit rayon où ils s'exerçaient. Ce n'est qu'avec la guerre, avec le nombre toujours croissant des tuberculeux rendus par l'armée à la vie civile, que le législateur s'est enfin ému et a compris la nécessité de généraliser et de coordonner en un effort national ces tentatives partielles.

Le 18 octobre 1915 était votée *la loi portant ouverture d'un crédit de 2 millions pour l'assistance aux militaires en instance de réforme ou réformés pour tuberculose.* Cette loi était suivie de la création des « stations sanitaires », où le militaire tuberculeux, avant d'être rendu à la vie civile, apprenait à se soigner et à ne pas répandre son mal autour de lui. Avant d'être envoyé à la station sanitaire, le malade suspect était dirigé sur un « hôpital sanitaire », où se faisait la confirmation du diagnostic et le triage des sujets susceptibles d'être envoyés à la station. *Les comités départementaux d'assistance aux militaires tuberculeux*, dont les efforts étaient coordonnés par un comité national (1), venaient, en 1916, continuer l'œuvre commencée à la station sanitaire. De son côté, *le Comité de protection du réformé n° 2*, fondé par M. Millerand, venait ajouter ses efforts dans une colla-

(1) Ce comité est devenu le comité national de défense contre la tuberculose.

boration étroite avec les organisations précédentes. Le mouvement était créé. La loi devait fatalement le suivre : telle est l'origine de la loi du 15 avril 1916, dite « loi Bourgeois », ou *loi des dispensaires*. Trois ans plus tard, le 7 septembre 1919, *était votée la loi des sanatoriums* (loi Honnorat).

III. — Qu'est-ce qu'un dispensaire antituberculeux ?

Le principe de cette organisation et son premier modèle en France sont dus à Calmette, qui l'a constitué à Lille, bientôt suivi dans cette initiative, à Lyon, par S. Arloing et Jules Gourmont (1905), à Paris, par Landouzy et Léon Bourgeois. Le dispensaire a pour but de réaliser la prophylaxie de la tuberculose :

1° En dépistant les malades par des consultations et des examens complets;

2° En leur donnant les instructions nécessaires pour éviter la contamination de leurs proches et en complétant ces instructions par la distribution de *crachoirs de poche;*

3° En instituant la surveillance à domicile du tuberculeux ainsi dépisté par des *enquêteurs* et *des visiteuses* qui surveillent l'exécution des mesures prescrites, étudient le milieu social et hygiénique dans lequel vivent le tuberculeux et sa famille;

4° En désinfectant le linge des tuberculeux;

5° En distribuant des bons d'aliments et de médicaments aux malades indigents relevant de l'assistance publique.

Comment la réalisation de ce programme est-elle assurée? — Je prendrai pour type de ma description le dispensaire de Lyon, tel que l'avait conçu mon regretté maître Jules Courmont, organisateur génial, animateur puissant dont le nom se retrouve toujours quand il s'agit d'action sociale et d'œuvre hygiénique.

Quand un malade se présente au dispensaire, il y est soumis à un examen médical complet, clinique, radioscopique, bactériologique, avec toutes les recherches de laboratoire utiles pour préciser le diagnostic et le degré des lésions. Les résultats de ces examens sont inscrits sur des fiches. Dès qu'un tuberculeux est ainsi inscrit et pris en charge au dispensaire, il est l'objet d'une enquête sociale que Jules Courmont, dans son organisation primitive, avait confiée à des « enquêteurs ouvriers ». Ici, je ne puis mieux faire que de citer J. Courmont lui-même :

« L'enquête sociale est à la base de notre action. Les enquêteurs ouvriers sont la cheville ouvrière de l'œuvre. Dès qu'un malade est inscrit, l'enquêteur se rend à domicile et remplit la feuille spéciale qui indiquera au médecin tout ce qu'il doit savoir sur la situation de la famille du malade : nombre d'enfants, dimension et état du logement, montant du loyer, état de la literie, du linge, des vêtements, habitudes de propreté, d'alcoolisme, autres secours accordés à la famille, charges de famille, besoins urgents, etc... Tout cela est consigné. L'enquêteur commence de suite la propagande antituberculeuse, explique que la tuberculose est contagieuse et comment elle l'est, ce qu'il faut faire pour s'en préserver; il affirme aussi la curabilité pour ceux qui se soignent à temps; il donne des leçons d'hygiène et de propreté; il distribue des brochures où nous avons condensé les préceptes de la lutte antituberculeuse. Bref, l'enquêteur rapporte au médecin tout ce qu'il doit savoir et fait auprès des malades de la propagande hygiénique. Il devient bien vite l'ami et le conseiller de ces derniers. Sa parole, la parole ouvrière, porte bien plus dans ces milieux que la parole du médecin, la parole bourgeoise. Tous les jours, du matin au soir, l'enquêteur visite les familles des tuberculeux, plus souvent ici où ses paroles ont été moins comprises, moins souvent là, chez ceux plus intelligents ou plus dociles qui sont entrés résolument dans la voie de la préservation et de l'hygiène. Ses visites sont inscrites sur la feuille d'observation d'enquête ouvrière. Les jours de consultation, l'enquêteur est dans la salle d'attente, recevant les malades, les interrogeant encore, les encourageant. C'est un nouveau et profitable contact. Avant la visite médicale, le médecin et l'enquêteur se concertent, les observations médicales sont mises en regard des observations de l'enquêteur. L'enquêteur indique au médecin les malades propres, intelligents, et ceux qu'il faut morigéner, etc... Cette collaboration est des plus fécondes. Le médecin, livré à lui-même, ne saurait rien de ces détails, sa propagande serait bien peu active (1). »

Telle est la collaboration médicale et sociale qui forme la base de l'organisation et du fonctionnement du dispensaire, tel que l'avait conçu J. Courmont, ne recevant que des indigents inscrits au bureau de bienfaisance.

IV. — Les visiteuses d'hygiène.

Actuellement, ce rôle d'enquêteur est partout rempli par des femmes, les visiteuses d'hygiène, qui joignent à une instruction générale d'infirmière, une instruction spéciale pour la tâche qu'elles ont à remplir. Elles sont la cheville-ouvrière de l'œuvre; dans leurs visites fréquentes au domicile du malade, elles précisent, par des leçons de choses, les précautions à prendre pour éviter la contagion; elles se rendent compte de la façon dont le tuberculeux a compris et assimilé les instructions qui lui ont été données au dispensaire, étudient les défectuosités du logement et de l'installation, la manière dont est conduit le ménage du malade, dirigent vers le dispensaire les membres de la famille pour qu'un exa-

(1) Voir Baudot : Thèse, doctorat (Lyon, 1920).

men précoce dépiste l'infection avant qu'elle ait fait des ravages. Tous ces renseignements sont consignés sur les fiches sociales et familiales que le médecin du dispensaire consulte à chaque visite du malade et par lesquelles il a sous les yeux toute la vie intime de son sujet et la manière dont il réagit aux efforts tentés en sa faveur. Ainsi s'établissent autour du malade cette barrière et autour de sa famille ce périmètre de protection dont je parlais plus haut. De la visiteuse d'hygiène, de son tact, de son habileté à se faire admettre dans le milieu où elle opère, dépend le succès de l'œuvre. Accueillie chez le tuberculeux en amie et en bonne conseillère, elle voit ses avis écoutés et suivis; elle apporte au tuberculeux cet encouragement à lutter qui lui est si nécessaire, inculque à sa famille et à lui-même l'idée de la contagion dangereuse et évitable. Elle voit sur place les conditions de vie du tuberculeux. De ceux à qui leurs lésions interdisent tout travail, à qui leurs ressources et leur installation ne permettent pas les soins à domicile, et qui sont devenus pour leur famille seulement une charge et un danger, elle provoque l'entrée à l'hôpital. Pour ceux susceptibles de résister à leur infection, mais qui ne trouvent pas dans leur organisation familiale les ressources nécessaires au rétablissement de leur santé et à la protection de leurs proches, elle provoque l'admission au sanatorium. Elle fait, enfin, cette préservation de l'enfance dont le rôle est si important dans la lutte antituberculeuse qu'il est nécessaire d'en faire un chapitre à part.

Telle est l'œuvre de la visiteuse. Elle s'étend aux voisins, témoins de son action bienfaisante et de celle du dispensaire qu'elle représente. Certaines visiteuses ont pour mission de fréquenter les hôpitaux, de s'y informer des malades atteints de tuberculose, d'entrer en relations avec leurs familles et de les aiguiller vers le dispensaire : ce sont *les visiteuses d'hôpital.* Ainsi se développe l'action antituberculeuse, agissant à la fois sur le germe, sur le terrain et sur le milieu.

La visiteuse d'hygiène doit donc posséder des qualités morales de tout premier ordre, une conviction profonde et une instruction technique solide qu'elle acquiert dans *des écoles de visiteuses.*

Les écoles de visiteuses. — Les études dans les écoles de visiteuses durent *deux ans*, *un an d'enseignement préparatoire*, dont sont dispensées les infirmières qui justifient d'un an de service dans les hôpitaux civils et militaires et qui satisfont à un examen d'entrée, *puis un an de spécialisation*, au cours duquel les infirmières sont instruites des matières nécessaires à leur rôle de visiteuses et y apprennent la pratique de leur future fonction par des stages dans les hôpitaux d'adultes et d'enfants (stage médical) et au dispensaire (stage social), où elles s'initient à la pratique des visites à domicile.

Les élèves des écoles de visiteuses doivent posséder, avant leur entrée à l'école, une instruction générale correspondant au brevet d'enseignement primaire ou au diplôme d'études secondaires. Mais la possession de ces titres n'est pas exigée. Le droit d'inscription est de 25 francs; des bourses d'étude sont, en outre, accordées aux élèves qui ont besoin d'une aide financière, à charge pour elles de rester au moins deux ans après leur sortie de l'école au service des dispensaires, sous peine, en cas de rupture du contrat, d'avoir à rembourser le montant intégral des sommes reçues par elles au titre de la bourse d'enseignement.

V. — La désinfection du linge des malades.

Elle est assurée par le dispensaire. Le tuberculeux reçoit un sac à linge dans lequel il apporte tous les quinze jours son linge sale pour recevoir en échange son linge blanchi et désinfecté de la quinzaine précédente. Ainsi est évitée une cause de contagion de la famille ou de la blanchisseuse.

VI. — Distribution des bons d'aliments et de médicaments.

Enfin, le dispensaire distribue des bons d'aliments et de médicaments aux malades indigents. Mais le point de vue thérapeutique est ici secondaire, et s'il est utile de procurer au tuberculeux indigent les aliments substantiels dont il a besoin, il y a souvent plus d'inconvénients que d'avantages à lui faire absorber les médicaments qui n'ont qu'une action palliative, grèvent lourdement le budget du dispensaire et de l'assistance publique, et détournent l'attention du malade des véritables efforts nécessaires pour l'amélioration de sa santé et la protection de son entourage.

VII. — L'avenir du dispensaire. — Critique de la loi.

Tel est le dispensaire antituberculeux : avant tout, œuvre d'éducation sociale, prophylactique et hygiénique, il ne vise pas à un but directement thérapeutique et il ne faut pas lui demander la guérison du tuberculeux. Il oriente les efforts du malade, crée autour de ses proches la protection nécessaire et contribue à répandre dans tous les milieux sociaux les notions de propreté, de salubrité et d'hygiène qui sont la base de l'effort antituberculeux.

Le dispensaire apparaît donc comme l'outil sans lequel il n'y a pas de travail possible : vers lui doit venir spontanément ou obligatoirement le malade suspect de tuberculose ou atteint de tuberculose avérée. Il faut le créer partout, le répandre assez et l'organiser de telle sorte que toutes les communes et tous les hameaux de France puissent profiter de ses ressources. A ce point de vue, la *loi du 15 avril* 1916 *est notoirement insuffisante.*

Elle édicte, à son titre Ier, que les dispensaires publics *pourront* être créés et fonctionneront après autorisation des préfets. Ils seront créés avec les ressources provenant de la participation des particuliers, des groupements intéressés, des communes, du département et de l'Etat. Le fonctionnement du dispensaire est assuré par des ressources provenant des dons et legs, des recettes propres du dispensaire et de la participation des communes, du département et de l'Etat, *celles-ci dans la mesure des ressources budgétaires.* Donc la création des dispensaires est laissée à l'initiative des particuliers et des assemblées élues communales ou départementales et leurs ressources budgétaires sont problématiques, conditions fâcheuses pour réaliser une œuvre qui, pour être fructueuse, doit s'étendre à l'ensemble du pays.

A côté des dispensaires publics, la loi prévoit l'existence des dispensaires privés créés par les particuliers dans un but de bienfaisance ou par les sociétés de secours mutuels : ils ne peuvent recevoir ni dons, ni legs, mais peuvent obtenir des subventions des communes et du département.

L'obligation n'intervient dans la loi du 15 avril 1916 que lorsque, dans une commune, et pendant cinq années consécutives, la mortalité par tuberculose aura été supérieure à la moyenne de la mortalité en France, et encore après explications du conseil municipal, avis du conseil départemental d'hygiène et du conseil général; toutes ces conditions réalisées, la création d'un dispensaire *pourra* être déclarée obligatoire. Dans ces conditions, on ne peut envisager, pour un avenir même lointain, l'existence d'un nombre suffisant de dispensaires sur le territoire français.

Si nous voulons sérieusement aboutir dans la lutte antituberculeuse, il faut diviser le territoire en secteurs desservis par un ou plusieurs dispensaires créés d'office avec la collaboration financière de l'Etat, des départements et des communes et en faisant accessoirement appel à la générosité des particuliers et à l'intérêt bien compris des sociétés de secours mutuels, d'assistance. L'installation des dispensaires ne nécessite pas de grands locaux, n'entraîne pas à beaucoup de frais. Par eux se fera l'éducation du pays; le tuberculeux et le suspect viendront y chercher le diagnostic précis et sincère dont ils ont besoin, les indications prophylactiques pour leur famille et leur entourage.

Le dispensaire sera ouvert à tous, gratuit pour les uns, payant pour les autres. *Partout son premier noyau de clientèle sera assuré par les exemptés ou réformés de l'armée et par les pensionnés militaires pour tuberculose : l'exemption du service militaire, l'attribution d'une pension aux tuberculeux réputés contagionnés à l'armée entraînent pour les bénéficiaires une contre-partie qui doit se traduire par une obligation légale : ils doivent, eux et leur famille, être placés sous la surveillance du dispensaire local.* Par eux se créera le mouvement d'opinion, la sphère d'influence qui fera passer dans les mœurs publiques la fréquentation du dispensaire et permettra d'inscrire fructueusement dans la loi la notion d'obligation qui, sans cette tendance préalable de l'opinion publique, restera une manifestation stérile, dépourvue de portée et de sanction. Alors pourra s'instituer l'assurance obligatoire contre la tuberculose, sans laquelle l'effort social antituberculeux ne semble pas réalisable; par elle se créera le budget national de la tuberculose, complété par les ressources provenant des sociétés d'assistance et de secours mutuels et des particuliers.

CHAPITRE V.

L'action directe et l'organisation sociale contre la contagion tuberculeuse (*suite*).

Le sanatorium et les œuvres complémentaires. L'assurance obligatoire. — La déclaration.

L'action des dispensaires doit être complétée, en ce qui concerne l'adulte, par *les sanatoriums*, dont la création a été rendue obligatoire par la loi du 7 septembre 1919, suivie du décret du 10 août 1920.

Cette loi distingue les sanatoriums publics et privés. Les premiers sont définis des établissements spécialement destinés au traitement de la tuberculose et dont la gestion est assurée par l'Etat, les départements, les communes ou les établissements publics. Pourront être assimilés aux sanatoriums publics les établissements du même ordre gérés par les associations reconnues d'utilité publique et les sociétés de secours mutuels. Les sanatoriums privés sont ceux qui sont créés par les particuliers ou par les collectivités ou associations non reconnues d'utilité publique.

Les uns et les autres sont soumis au contrôle

de l'Etat en ce qui concerne les conditions techniques de l'installation et du fonctionnement, mais les sanatoriums publics reçoivent une subvention de l'Etat pour leur installation et le traitement des malades. Chaque département *doit obligatoirement* ou bien avoir un sanatorium, ou bien assurer le traitement de ses tuberculeux par un traité passé avec un sanatorium public ou privé. Tout sanatorium public doit être rattaché à un dispensaire, et il y a lieu de signaler ici la discordance entre les deux lois du 15 avril 1916 et du 7 septembre 1919; *le sanatorium est obligatoire et doit être obligatoirement* rattaché à un dispensaire dont la création reste facultative. Entre 1916 et 1919, les idées ont progressé; en 1919, l'obligation s'est inscrite d'elle-même dans la loi, alors qu'en 1916 elle ne s'imposait pas encore; il faut mettre la loi de 1916 en concordance avec les idées qui ont inspiré la loi de 1919 ou, plutôt, refondre en une seule toutes ces lois disparates et insuffisantes sur la prophylaxie antituberculeuse et la protection de la santé publique.

Après cet exposé sommaire de la loi sur les sanatoriums, nous pouvons examiner quel est le but de l'institution. Publics ou privés, les sanatoriums ont pour but la mise en œuvre de la thérapeutique antituberculeuse par la cure d'air, la cure de repos et de travail gradué, l'alimentation, seules ressources sur lesquelles la médecine puisse actuellement compter. Ils ne doivent s'ouvrir qu'aux malades susceptibles d'en tirer un bénéfice parce que l'état de leurs lésions permet d'escompter leur cicatrisation et le relèvement de la santé générale. On ne doit pas mourir au sanatorium; il doit être fermé aux malades voués à une évolution fatale; pour ceux-là, la cure à domicile avec ou sans le secours de l'assistance publique ou dans des hôpitaux spéciaux (1) leur fournira les adoucissements qui doivent accompagner une mort fatale. Le sanatorium doit aussi éliminer les malades qui, ne voulant pas se plier à la discipline rigoureuse qui est la condition essentielle du fonctionnement du sanatorium, y deviendraient un germe de désordre et y compromettraient les résultats de l'ensemble. N'ayant dans mon programme que le point de vue social de la question, et ces pages ne s'adressant pas à un public médical, je n'ai pas à entrer dans les détails des conditions d'installation du sanatorium et des modalités de la cure. Il est cependant nécessaire que j'esquisse ce que, à mon avis, doit être le sanatorium.

L'idée du sanatorium est allemande et elle a été lancée aux environs de 1900 avec un luxe de réclame tapageuse qui a fait, en somme, plus de tort que de bien à l'idée par la disproportion entre les guérisons promises et les résultats ac-

(1) Hôpitaux-sanatorium, pavillon d'isolement dans les hôpitaux généraux, etc.

Il faut, en tout cas, faire cesser ce scandale des tuberculeux contagieux soignés dans les salles communes de nos services médicaux.

quis. Il ne faut pas faire du sanatorium une institution colossale, une caserne de tuberculeux. La cure du tuberculeux est une cure essentiellement individuelle, à la fois physique, morale et psychologique, et ces conditions ne sont réalisables que dans les petites agglomérations de malades. Il ne faut pas que le tuberculeux ne figure dans le souvenir de son médecin que sous la forme d'un numéro de lit : ici, plus qu'ailleurs, la thérapeutique n'est pas une industrie, c'est un art. Dans une grosse agglomération sanatoriale, la multiplication des médecins traitants, telle que chacun d'eux n'ait que soixante ou cent malades à soigner, ne résoudra pas ce problème, car le médecin-chef ne pourra pas lui-même voir tous les détails matériels de l'établissement; il ne pourra pas connaître la valeur du personnel subalterne trop nombreux qui collaborera à tous les degrés à la tâche délicate qu'est la cure du tuberculeux. A ses côtés, se développera fatalement une administration envahissante sous laquelle le point de vue médical disparaîtra pour faire place au point de vue administratif. La solution du problème sanatorial se trouve dans les petits établissements multiples, à capacité restreinte, ne nécessitant ni d'immenses services généraux, ni de vastes services administratifs. Là, le médecin-chef, aidé, s'il y a lieu, d'un médecin adjoint, sera lui-même le médecin traitant de tous ses malades; il logera dans l'établissement avec sa famille; il vivra la vie de sa maison et aura lui-même sous ses ordres directs tout le personnel de l'établissement jusqu'aux emplois les plus subalternes. Il connaîtra tous ses malades, appréciera leur état physique, leur état psychique et moral et réglera son influence et son action sur ces facteurs essentiellement individuels. Cent lits représentent donc la capacité optima d'un sanatorium, et il y a lieu de tenir compte de cette donnée primordiale dans la multiplication des sanatoriums, leur répartition sur le territoire, basée sur la densité de la population et la fréquence de la tuberculose dans les différentes régions. Cette multiplicité a, en outre, l'avantage de maintenir le tuberculeux à proximité de sa famille et de son milieu habituel. Ce qu'il faut éviter pour le tuberculeux au sanatorium, c'est l'ennui et l'isolement, qui dépriment; des visites fréquentes de ses parents, à qui des facilités de circulation pourront être accordées, sont une condition nécessaire du recrutement sanatorial et du maintien prolongé du tuberculeux à l'établissement. Au cours de leurs visites, les parents recevront du médecin-chef les conseils et les directives destinés à influencer l'état mental du malade.

On ne peut objecter à la multiplication des sanatoriums la nécessité de les construire dans des lieux réunissant les qualités requises par les besoins thérapeutiques et l'impossibilité de trouver dans tous les départements de France ces conditions réunies. D'une façon générale, et réserve faite pour certains cas particuliers (1), il faut et il suffit que le sanatorium soit établi en dehors des agglomérations urbaines, loin des centres industriels qui enfument l'atmosphère. Il semble possible de trouver dans tous les départements de France les sites champêtres, à l'abri des vents, où on pourra bâtir sur un sol perméable et sec des pavillons orientés de telle sorte que la cure d'air, de soleil, de repos et de travail gradué pourra se réaliser dans des conditions favorables à la guérison des tuberculoses commençantes, à la cicatrisation des lésions, au rétablissement de la santé générale, à l'éducation hygiénique du malade et à son adaptation à la vie nouvelle qui doit être la sienne à la sortie du sanatorium.

On oppose à la création et à la multiplication des sanatoriums l'objection grave de créer des foyers locaux de tuberculose et d'infecter les régions dans lesquelles on les installe. Il importe de s'élever contre cette opinion qui résulte d'une mauvaise interprétation des faits. Certainement, il y a des cas de contagion tuberculeuse dans les régions où fonctionne un sanatorium, mais ils ne résultent pas de l'établissement lui-même. L'installation d'un sanatorium dans un site approprié

(1) Cette réserve vise surtout le traitement des tuberculoses ganglionnaires et ostéoarticulaires pour lequel le sanatorium marin a des indications formelles et des résultats heureux. Mais le littoral français pourrait avoir assez de sanatoria permettant de recevoir ces catégories de malades provenant de l'intérieur.

procure à la région avoisinante une réputation de climat favorable à la guérison de la tuberculose : elle la pare d'une vertu thérapeutique usurpée, alors que la guérison dépend seulement de la discipline thérapeutique observée par les malades traités à l'établissement. Alors, dans les villages voisins, les hôtels, les maisons particulières sont envahis par les tuberculeux contagieux, souvent attirés à grand renfort de réclame et qui, ne prenant aucune précaution prophylactique, ne suivent en rien les règles de la cure sanatoriale, ne retirent aucun bénéfice de leur « saison », mais infectent largement le pays, ses maisons et ses habitants. En multipliant les sanatoriums, on détruira dans le public la superstition du climat spécifiquement favorable. On y substituera l'idée de la discipline sanatoriale, élément indispensable de guérison, et on fera disparaître ces agglomérations contagieuses qui se créent aujourd'hui autour des sanatoriums et constituent le seul danger de ces établissements. Il serait surprenant et paradoxal que des tuberculeux enfermés dans les murs d'un sanatorium y soient plus dangereux pour la santé nationale qu'en circulant librement dans le pays.

Enfin, le sanatorium doit être payant : suivant les ressources du malade, sa place sera payée par lui-même, ou par l'assistance, ou par la société de secours mutuels dont il fait partie.

Tel est, à mon avis, la manière de concevoir le sanatorium public, obligatoire dans tous les départements, dans une proportion fixée d'après leur population et leur densité tuberculeuse. L'autorité administrative doit intervenir pour décider leur construction, fixer, d'après l'avis du directeur de l'hygiène, leur emplacement, nommer leur médecin, contrôler l'emploi des deniers publics qui contribuent à leur installation et à leur fonctionnement; là s'arrêtera l'intervention de l'Etat et des pouvoirs publics quel que soit leur degré. Le sanatorium est un organisme médical dont le directeur est un médecin désigné d'après ses titres, sa compétence et sa valeur morale, qui n'a à justifier que de l'honnêteté et de l'intelligence de sa gestion, sans que personne n'ait à intervenir dans l'organisation et le fonctionnement intérieur de son établissement. Pas de commissions consultatives et délibérantes qui ne concluent jamais et où s'enlisent toutes les initiatives; pas de circulaires régentant et uniformisant du fond d'un bureau les modalités d'une cure et les détails d'une organisation thérapeutique, faisant du médecin un fonctionnaire à archives, dont les facultés s'encrassent dans la poussière des cartons verts.

A côté du sanatorium public, on peut concevoir et encourager des sanatoriums privés donnant aux malades qui peuvent se les offrir des conditions spéciales de confortable et de luxe qui ne sont ni nécessaires, ni utiles dans la cure de la tuberculose. Leur installation sera soumise au contrôle des pouvoirs publics tant en ce qui concerne leur emplacement et leur construction qu'en ce qui a trait à la compétence et à la valeur morale de leur médecin-chef. Mais il est nécessaire que les classes moyennes — ces misérables qui végètent entre l'assistance et la richesse — trouvent dans le sanatorium public la place qui leur est due moyennant une rétribution compatible avec leurs ressources.

× ×

Pour tirer du sanatorium public ou privé l'amélioration persistante recherchée, le malade doit y venir au début de l'évolution de sa tuberculose et y rester assez longtemps pour que la cicatrisation soit obtenue, pour que son éducation hygiénique soit suffisante et que son état lui permette d'orienter sa vie de manière à éviter les rechutes et une nouvelle infection. *Et cela n'est pas réalisé dans l'état actuel de notre organisation sociale.* Préoccupé par les soucis budgétaires et obligé de subvenir par son travail aux besoins de sa famille, ou bien, encore, ignorant la vraie nature de son mal débutant, le tuberculeux vient trop tard au sanatorium; il en part trop tôt, dès que ses forces sont un peu relevées et ses lésions atténuées. Il reprend trop vite son métier, à moins que, de son trop court séjour au sanatorium, il ait seulement retenu le goût de ne rien faire et retiré des habitudes de paresse qui feront de lui un client de cabaret et une charge pour sa famille. L'admission rapide et le maintien prolongé au sanatorium ne seront réalisables que lorsque les dispensaires chargés du dépistage seront suffisamment répandus et que toutes les classes sociales en auront appris le chemin, lorsque, par *le développement de la mutualité et par l'assurance obligatoire contre la tuberculose*, le malade, débarrassé du souci de sa famille, pourra, dès le début et pour un temps suffisant, se consacrer au rétablissement de sa santé et ensuite à une rééducation professionnelle qui lui permettra de trouver, en dehors des agglomérations urbaines, un gagne-pain compatible avec une santé dont l'équilibre rétabli est encore pour longtemps instable. *Les œuvres pour l'accession du tuberculeux des villes à la petite propriété rurale* où il pourra, avec sa famille, organiser sa vie dans des conditions plus saines, doivent être le complément indispensable du sanatorium; sans elles l'action de celui-ci ne peut être que vaine et transitoire. Il est donc nécessaire de concevoir une organisation de prêts et d'avances aux tuberculeux, alimentée tant par la mutualité que par l'assurance obligatoire. Et quand je dis « obligatoire », je veux dire *obligatoire pour tous*, car tous nous sommes solidaires — responsables ou victimes — de la tuberculose d'autrui : *fléau national, la tuberculose ne peut être jugulée que par un effort national*, une collaboration de toute la nation, sans exception de personne.

L'ASSURANCE OBLIGATOIRE.

Cette étude déborde un peu du cadre de cet ouvrage, mais il me semble utile d'indiquer qu'ici, comme pour le fonctionnement du sanatorium, l'intervention des pouvoirs publics doit être aussi discrète que possible. Ayant posé dans la loi le principe de l'obligation, il serait préférable que le législateur laissât à des organisations autonomes et intéressées le soin de la réaliser sous son contrôle; sociétés de secours mutuels, associations professionnelles, syndicats, compagnies privées pourraient vraisemblablement être chargées de cette organisation, ayant, dans leurs statuts l'obligation d'un fonds particulier constitué par un prélèvement spécial obligatoire sur les cotisations de leurs adhérents et avec lequel elles participeraient, dans une limite fixée par la loi, à l'entretien des dispensaires, à la création de sanatoriums publics, aux frais de traitements de leurs adhérents dans les sanatoriums ou les hôpitaux, ou chez eux, et verseraient à leurs familles les allocations nécessaires. Ainsi, ces groupements, intéressés à prévoir la maladie plutôt que d'avoir à supporter les frais de traitement et d'invalidité de leurs membres et les allocations familiales, deviendraient des agents actifs de propagande antituberculeuse et de traitement précoce, au lieu de rester la spectatrice passive et désintéressée que ne manquerait pas d'être une administration publique. Celle-ci n'aurait à intervenir directement que pour les citoyens qui ne feraient pas la preuve de leur affiliation à un groupement ayant dans ses statuts l'assurance obligatoire. Il y aurait même intérêt à favoriser cette affiliation en exigeant pour les assurances directes par l'Etat un versement plus élevé que celui demandé à leurs membres par les groupements susdits. Je n'insiste pas davantage sur cette question : quelles que soient les modalités de l'assurance, il est indispensable de la réaliser.

Ah! je sais bien : assurance obligatoire, voilà deux mots qui sonnent mal aux oreilles françaises, devant lesquels l'esprit français se cabre, rétif à l'idée d'obligation, sans compter les intérêts particuliers auxquels sa réalisation se heurte. Aussi, je ne crois pas qu'il suffise d'une loi promulguée à l'*Officiel* pour créer la lutte antituberculeuse; la loi ne peut être que la codification et la consécration d'un état des mœurs, et elle doit être précédée par une éducation nationale dont ces pages ne sont qu'une infime réalisation, mais qui justifie les efforts de toutes les volontés intelligentes, si restreintes que soient leurs sphères d'actions.

La déclaration obligatoire.

Par cette éducation nationale, par le fonctionnement de l'assurance obligatoire, se trouvera résolue la question si discutée de la déclaration obligatoire de la tuberculose. La loi du 31 mars 1919 sur les pensions militaires d'invalidité a fait la preuve que ni le tuberculeux ni sa famille ne cherchent à dissimuler leur tare quand ils ont intérêt à la dévoiler; cette déclaration devient alors spontanée. Il est à présumer que, du jour où le tuberculeux trouvera dans l'organisation sociale le moyen de lutter précocement contre son mal, il n'attendra pas d'être à bout de forces et incurable pour venir demander le secours d'une assurance dont il fera les frais, quelles que soient sa santé et sa situation sociale. Multiplier les dispensaires et les sanatoriums, éduquer les jeunes générations médicales dans le sens de cette prophylaxie sociale, répandre dans le grand public par la parole, les écrits et surtout par l'exemple, la connaissance des services rendus par les dispensaires et les sanatoriums, rendre la prophylaxie antituberculeuse compatible avec les nécessités matérielles et morales de la vie des tuberculeux et de leurs familles, telles sont les conditions préalables à la déclaration obligatoire. Venant au dispensaire chercher le diagnostic confirmé de son mal, le tuberculeux fera une déclaration en quelque sorte automatique qui mettra en mouvement tout le système de protection de son entourage, et, par contrecoup, de la nation. Ne nous laissons pas prendre au mirage des mots. Il serait à craindre qu'une fois rendue légale, la déclaration obligatoire ne marquât le terme de l'effort législatif. Alors, sans dispensaires et sans sanatoriums en nombre suffisant, la déclaration n'aboutira qu'à une statistique d'ailleurs incomplète, car ni le tuberculeux, ni le médecin n'obéiront à la loi. L'obligation figurera dans les textes; elle n'existera pas dans la pratique et la loi discréditée ira s'enfouir dans le *campo santo* des lois mort-nées (1).

---

(1) Voir, à ce sujet, les propositions du professeur HAYEM à l'Académie de médecine (séance du 15 avril 1919) et le vœu de la Société médicale des hôpitaux de Lyon (séance du 1er avril 1919).

CHAPITRE VI.

La préservation de l'enfance.

I. — Son importance.

Tous les procédés de lutte contre la tuberculose que nous avons envisagés jusqu'ici visaient d'une façon générale l'adulte : dépistage, éducation hygiénique, amélioration du logis, de la vie individuelle et collective, transformation du terrain et du milieu, cure par le sanatorium, rééducation professionnelle à la campagne, etc. Quels que soient les bénéfices que l'on puisse escompter de la réalisation de tous ces moyens, ils seraient vains si nos efforts ne portaient pas, avant tout, sur les sujets qui, par leur âge, sont à la fois plus exposés aux contagions familiales et plus susceptibles de profiter des bienfaits d'une vie plus saine; la protection de l'enfance et de l'adolescence est à la base de la lutte sociale contre la tuberculose; sans elle, tous nos efforts pour la défense de l'adulte seront stériles, si nous laissons l'enfant s'infecter et s'affaiblir jusqu'au jour où, sous l'influence d'une cause banale, souvent inappréciable, le moloch trouvera en lui une proie incapable de résister à son emprise.

Rappelons-nous que la tuberculose de l'adulte est une infection dont la première contagion remonte généralement à l'enfance; dès l'âge de 15 ans, près de 80 p. 100 des habitants d'une ville sont déjà infectés. C'est donc à l'origine du mal qu'il faut porter le remède : d'abord, parce qu'il est plus facile de prévenir la maladie que de la guérir; ensuite, parce que, au point de vue national, il vaut mieux préserver de la maladie, et de la tuberculose en particulier, un individu jeune qui a devant lui toutes les forces productives de l'avenir, qu'un adulte et un vieillard dont la vie a déjà derrière elle un passé plus ou moins long. L'enfance et l'adolescence sont les forces vives d'un pays; il est vain de prolonger l'existence des hommes si nous laissons se perdre les sources mêmes qui assurent le renouvellement de la race. La lutte contre la mortalité infantile est le point important de l'hygiène sociale et de la repopulation. Les causes profondes, religieuses, morales ou économiques, qui ont pour effet la restriction de la natalité et qui se résument, je crois, dans l'égoïsme humain, échappent à notre action immédiate; mais, du moins, en négligeant même le point de vue sentimental, ne laissons pas disparaître les enfants qui portent en eux l'avenir du pays. Réfléchissons-y : pourquoi une génération s'essouffle-t-elle dans sa course vers l'avenir si elle ne s'assure pas d'être suivie par une génération vaillante et nombreuse, prête à recevoir d'elle le flambeau qu'elle a pris soin d'entretenir? Les enfants sont la seule raison de vivre des adultes et, chose effrayante, ces jeunes êtres, qui, pour la plupart, n'ont en eux-mêmes que des motifs de vivre, trouvent dans l'ignorance de leurs parents, dans une organisation familiale et sociale défectueuse, de trop nombreuses raisons de mourir. Sauvons l'enfance de la maladie et de la mort, tel doit être le cri de la croisade moderne.

II. — La descendance des tuberculeux.

Dans le cas particulier de la tuberculose, cette protection de l'enfance a depuis longtemps retenu l'attention, et, parmi ceux qui se sont attachés à cette œuvre, le nom de Grancher se présente comme celui d'un apôtre. *Arracher les enfants à la contagion du foyer familial, tel est le premier but à atteindre.*

Il faut d'abord soustraire à la contagion le nourrisson né d'une mère tuberculeuse, ou, du moins, si on ne peut agir assez tôt pour empêcher la première infection, l'arracher aux infections surajoutées rendues certaines par le contact permanent de la mère et de l'enfant. C'est pour atteindre ce but qu'a été institué, à l'hôpital Laennec, de Paris, sous l'inspiration de Léon Bernard, un service spécial d'accouchées tuberculeuses où mères et enfants sont dans des salles séparées. Pour celles qui peuvent nourrir, une salle spéciale d'allaitement existe où la mère et l'enfant sont réunis aux heures des tétées sous la surveillance d'une infirmière, la mère étant revêtue d'une blouse propre pour que l'enfant ne soit pas en contact avec ses vêtements, et portant sur la bouche un masque qui arrête les particules de salive et protège ainsi l'enfant contre la contagion directe. Dans cette crèche, l'isolement du nouveau-né est associé à la cure d'air. Quand la mère quitte l'hôpital, l'enfant est placé à la campagne, soit chez des particuliers, par l'intermédiaire *de l'Œuvre du placement familial des tout-petits*, soit dans une pouponnière. Ce sont ces deux procédés que nous allons maintenant retrouver pour la seconde enfance : *le placement familial* et *le placement collectif*.

L'Œuvre du placement familial à la campagne est une conception de Grancher, qui lui a laissé son nom et lui a consacré de généreuses dotations. Prendre l'enfant issu de tuberculeux, le placer à la campagne dans une famille présentant toutes les garanties sanitaires et morales et l'élever ainsi en dehors des infections surajoutées qui le guetteraient fatalement chez lui, tel est le but de l'Œuvre de Grancher, dont le siège est à Paris, avec des filiales en province groupées en une fédération destinée à coordonner leurs efforts. Les résultats obtenus sont excellents, puisque, « sur 2.300 pupilles de la seule ville de Paris, il y a eu en tout 7 cas de tuberculose. Si ces enfants étaient restés auprès de leurs parents tuberculeux, la morbidité aurait été de 60 p. 100 et la mortalité de 40 p. 100, au lieu que, grâce à l'Œuvre Grancher, la morbidité se trouve abaissée à 3 p. 1.000 et la mortalité à 1 p. 1.000. Du point de vue économique, les résultats sont tout aussi intéressants, puisque le coût d'un enfant à la campagne ne dépasse pas 1.000 francs par an et que, pour cette somme, on peut sauver un capital social absolument sain (1). » Cette Œuvre excellente joint au bénéfice sanitaire l'avantage de favoriser le retour aux champs et à la vie saine de la campagne. Malheureusement, c'est une Œuvre privée, et, quelques riches que soient ses dotations, elles ne lui permettent pas de réaliser le vaste programme qui s'offre à elle. En outre, il lui serait peut-être difficile, si elle étendait son action, de trouver en nombre suffisant les foyers familiaux campagnards répondant aux conditions requises. Il y a lieu, en effet, de tenir compte de cette circonstance, que si la vie, dans une famille campagnarde, donne à l'enfant les avantages du grand air, elle ne le met pas toujours à l'abri des conditions souvent défectueuses de l'habitation paysanne, des erreurs alimentaires et des contagions accidentelles qui risquent de devenir plus fréquents avec l'extension de la tuberculose des campagnes à la faveur de la guerre et des fréquentations urbaines.

Répondant par des moyens différents au même but que l'Œuvre du placement familial, d'autres

(1) Armand Dellile : « Conférence de Londres, juillet 1921 » (*Bulletin du comité national*, 1921, n° 5).

œuvres ont réalisé la protection de l'enfance par la création des *préventoriums*, établissements situés à la campagne, où les enfants, enlevés au contact familial, vivent dans des locaux bien compris, bénéficient de la cure de grand air, y prennent des habitudes de propreté et d'hygiène et y reçoivent, en outre, l'instruction, bien que ces établissements soient avant tout des écoles pratiques d'hygiène. A titre d'exemple, il y a lieu de citer les préventoriums qui existent actuellement dans le Rhône, à Charly pour les filles, à Cuire pour les garçons.

Il ne s'agit pas d'opposer le préventorium au placement familial; ce sont deux moyens dont il faut se servir suivant les circonstances pour réaliser la préservation de l'enfance. Le préventorium est peut-être plus onéreux que le placement familial; il ne favorise pas aussi bien le retour à la terre. Par contre, il a l'avantage de réaliser, en même temps que l'isolement, l'éducation hygiénique de l'enfant, la surveillance de son développement physique et mental, et la mise en œuvre de tous les moyens pour lui donner le maximum de résistance aux infections futures.

Car la protection de l'enfance ne doit pas être une protection purement passive, exclusivement destinée à empêcher la rencontre de l'enfant et du bacille. Cet enfant, devenu adolescent et adulte, ne vivra pas toute sa vie dans une tour d'ivoire ou dans une cage de verre, dans une ambiance stérilisée. Aux champs ou à la ville, il apprendra un métier, il entrera en rapport avec ses semblables, c'est-à-dire avec des infections de tous ordres, et, notamment, avec le bacille tuberculeux. Il faut donc que la protection de l'enfant soit une *protection active* et que, séparé de sa famille contagieuse, il trouve dans le milieu où il est placé les conditions de vie, les pratiques d'hygiène et l'éducation physique qui l'aguerriront, augmenteront sa valeur dynamique et feront ses cellules aptes à rendre inoffensifs les germes contagieux auxquels il sera fatalement exposé.

Quoi qu'il en soit, la séparation de l'enfant de ses parents et surtout de sa mère tuberculeuse constitue le facteur primordial de la protection de l'enfance et de la lutte sociale contre la tuberculose. Cette séparation est une nécessité tellement impérieuse qu'elle revêt un caractère d'obligation. Il est nécessaire de faire pénétrer cette notion dans l'opinion publique : *la lutte contre la tuberculose ne sera qu'un vain mot tant que les enfants contagionnés au foyer familial viendront à chaque génération combler les vides causés par la mort dans les rangs de plus en plus serrés des tuberculeux.* Il faut donc arriver, par la collaboration des sociétés de secours, des associations professionnelles, de l'assistance, de l'assurance obligatoire et des œuvres privées, à une organisation des crêches pour nourrissons issus de tuberculeux, de placement familial et de préventoriums suffisamment vaste pour en imposer l'obligation à tous les parents contagieux, du moins à ceux dont les conditions d'existence et d'installation rendent irréalisables l'isolement et la suppression de l'infection permanente des enfants par leurs parents. Pour ceux dont le logis et le genre de vie permettent la réalisation de ces conditions, ils doivent être placés sous une surveillance médicale stricte par les soins du dispensaire. Ces mesures sévères, draconiennes si l'on veut, paraîtraient naturelles s'il s'agissait de choléra et de peste; pourquoi seraient-elles choquantes en présence de la tuberculose dont le danger, pour être habituel et permanent, n'en est que plus terrible? Qu'on n'y oppose pas la liberté individuelle, le maintien de l'idée de famille et le droit des parents. Ces considérations — très respectables — n'ont rien à voir dans la question : la puissance paternelle est limitée par la santé de l'enfant et l'avenir de la nation; lui permettre de franchir cette limite serait revenir au droit paternel de vie et de mort. La loi permet de soustraire l'enfant aux contagions morales de sa famille. Cette possibilité doit être rendue légale dans le domaine sanitaire. Les parents contagieux doivent être dans l'obligation légale de ne pas conserver dans une ambiance virulente leurs enfants qui portent en eux l'avenir du pays.

III. — L'ÉDUCATION PHYSIQUE DE LA JEUNESSE.

Mais les enfants issus de tuberculeux avérés ne sont pas seuls à mériter notre surveillance et notre protection attentives. Elles doivent s'étendre à toute l'enfance française et s'exercer à l'école d'une manière permanente. Jusqu'à présent, elles ont été inexistantes, et c'est là un grand scandale et une grande pitié : l'Université n'avait eu en vue, dans le développement des jeunes êtres qui lui étaient confiés, que la culture de leur esprit, sans tenir assez compte des conditions biologiques dans lesquelles cet esprit se développe, de l'union intime de l'âme et du corps dans l'organisme humain.

Que l'école, quel que soit son degré, soit le foyer où se forment les citoyens dont le rôle ultérieur sera le développement de la pensée française, de la richesse nationale sous toutes ses formes et la propagation d'une race saine, nombreuse et forte. A l'école, notre jeunesse doit apprendre vraiment *à vivre*, c'est-à-dire à développer harmonieusement ses facultés de relation — cerveau, muscles et sens — et de nutrition — tube digestif, cœur et poumons — en même temps que son être moral. Telle doit être l'éducation de notre jeunesse : *il n'y a pas une éducation physique et une éducation intellectuelle qui s'opposent l'une à l'autre, il y a une éducation tout court.*

Le législateur a bien compris la nécessité de faire sa part au développement physique à côté de la culture intellectuelle, mais le but à atteindre ne paraît réalisé ni par la loi actuelle, ni par le projet que, à la fin de 1921, le Sénat a renvoyé à sa commission pour étude complémentaire. La loi est inopérante, le projet est voué à un avortement fatal, parce que l'un et l'autre font de l'éducation physique un chapitre de la préparation militaire. Il y a là, à mon sens, une conception erronée qui frappera de stérilité tous les projets basés sur cette confusion. La préparation militaire de la jeunesse, ou, du moins, des adolescents de 16 à 18 ans, s'impose pour des raisons de sécurité nationale, d'économie d'argent et de temps passé à la caserne : il faut la réaliser. Mais elle est une chose, et l'éducation physique de la jeunesse en est une autre, sans compter que cette éducation physique est aussi nécessaire pour les filles que pour les garçons.

L'éducation physique de l'enfance et de la jeunesse doit commencer au berceau et se continuer à l'école. Elle n'est pas seulement l'éducation de muscles et des articulations. Celle-ci ne doit venir que secondairement, je dirais presque accessoirement et par surcroît. Elle doit être d'abord l'éducation des poumons, du cœur, du tube digestif et de la peau. L'école fera l'éducation physique de la jeunesse en faisant travailler ses élèves dans les classes claires, ensoleillées et bien aérées, en les faisant jouer dans les jardins spacieux, gazonnés, verdoyants, où les ombrages des arbres laisseront des espaces libres pour le soleil. L'école fera l'éducation physique de ses pensionnaires en ménageant leur tube digestif par une nourriture facilement digestive, répondant aux besoins réels de ces organismes en plein développement et en pleine croissance. Elle fera cette éducation physique en imposant à tous l'usage de la brosse à dents, du savon et de la douche, qui deviendront pour eux un besoin impérieux, comme le boire et le manger, au lieu d'être une corvée ou un luxe. Tel est l'A B C D de l'éducation physique, sans lequel le reste n'est rien. Qu'importent les gymnastiques et les méthodes venues de Joinville, de Reims ou de Stockholm, si elles s'adressent à des enfants ou des adolescents qui travaillent dans des classes humides et obscures, sur des pupitres torturants, qui dorment dans un air confiné, ne se lavent pas et font de l'éducation physique entre les quatre murs d'une cour sans soleil. Le développement musculaire du jeune enfant se fera par ses jeux de plein air. Plus tard, il se complétera par des sports qui, eux aussi, seront des jeux sans être jamais des concours nécessitant des efforts incompatibles avec la résistance d'un organisme déjà surmené par l'effort nécessaire à son développement normal. Cet ensemble sera heureusement complété par une gymnastique d'attitudes, d'eurythmie, visant à l'élargissement du thorax, à l'effacement des épaules et de la ligne abdominale, à la rectitude de la colonne vertébrale, de la tête et du regard. On y ajoutera, enfin, les exercices élémentaires faisant travailler les muscles de l'abdomen, des membres inférieurs et des membres supérieurs, soit par le « grimper », soit avec des haltères *assez légères pour être maniées sans contracture générale du corps* (1). En développant les fibres musculaires, ces exercices donneront au squelette les tenseurs nécessaires à sa statique normale. On aura ainsi réalisé les conditions requises par l'éducation physique de la jeunesse des écoles.

Je sais bien l'objection : ces leçons d'attitude et de gymnastique élémentaire engendrent l'ennui, qui tue l'éducation physique. C'est vrai si ces leçons sont données simultanément à de nombreux élèves par un instructeur qui commande, sans explications, des mouvements dont lui-même ne comprend ni le sens, ni la portée. Cela n'est plus vrai si, s'adressant à peu d'élèves à la fois, l'instructeur, intelligent lui-même, fait appel à l'intelligence des enfants et leur explique le but des exercices de statique et le développement musculaire qu'il leur fait exécuter. Qu'on mette à la base des exercices physiques l'étude sommaire de la statique et de la physiologie humaine, qu'on éveille la curiosité des élèves et on les intéressera. Pour cette branche de l'instruction, comme pour le latin et les mathématiques,

(1) Les enfants et les jeunes adolescents ne doivent, sous aucun prétexte, faire des exercices de force.

l'intérêt et l'attention qu'y portent les élèves sont en rapport avec la conscience et l'intelligence du maître, avec sa valeur en un mot.

Rien ne prépare à cette tâche les instructeurs que l'armée peut actuellement mettre à la disposition des établissements d'instruction.

Le Guide pratique d'éducation physique de l'Ecole de Joinville (1918) donne pour but à l'éducation physique une première étape vers l'adaptation du jeune homme à sa fonction de soldat. Rien de mieux pour les jeunes gens de 17 à 20 ans, qui seront ainsi moins surpris par l'entraînement de la caserne, auront moins à en pâtir et pourront voir réduit leur temps de service actif. Mais l'éducation physique de l'enfance et de la jeunesse des écoles doit avoir un horizon plus large et plus compréhensif. Les ennemis contre lesquels nous devons les armer, quels que soient leur sexe et leur futur métier, s'appellent tuberculose, maladies infectieuses, insuffisances d'organes, etc. Il faut bien le dire, les instructeurs formés par l'armée ne s'intéressent pas à cette tâche. S'ils s'adonnent avec plaisir à la formation du « scoutisme », où les enfants font la « petite guerre » en jouant aux soldats et acquièrent de précieuses qualités de « débrouillage » et de solidarité, ces instructeurs montrent, en général, de l'indifférence et de l'inertie quand il s'agit de cette tâche essentielle qui dépasse leur compétence : le développement physique de la jeunesse.

Un tube digestif maintenu normal par une alimentation rationnelle et une paroi abdominale solide, un cœur et des poumons fonctionnant à l'aise dans une poitrine largement développée, tel est le but de l'éducation physique de la jeunesse : le développement musculaire n'est qu'un moyen. L'éducation physique de la jeunesse sera physiologique : *elle sera médicale ou ne sera qu'un leurre.*

IV. — Le médecin a l'école.

L'intervention du médecin dans l'éducation de la jeunesse française est, jusqu'à présent, et à de rares exceptions près, pratiquement et officiellement nulle. Il faut cependant qu'il y prenne une place importante. Il est essentiel qu'à chaque établissement d'instruction, public ou privé, confessionnel ou laïque, soit attaché un médecin qui ne soit pas seulement le « bon docteur » qu'on fait appeler quand un élève est malade. Accrédité auprès de l'établissement par les pouvoirs publics, il y sera chargé de la surveillance hygiénique des locaux et du personnel, des maîtres et des élèves. Ce médecin surveillera l'installation des classes et leur propreté, l'hygiène alimentaire des internats et des cantines scolaires, l'aménagement des dortoirs et des terrains de jeux, etc... Il donnera les directives physiologiques des jeux, des sports, de la gymnastique. En un mot, il présidera à l'éducation physique des élèves dans le sens élargi qu'elle doit avoir et, par là, il mettra en œuvre les moyens indirects qui, visant à fortifier la race, sont un élément important de la lutte antituberculeuse.

Là ne se bornera pas son action. Le médecin scolaire s'attaquera directement à la tuberculose par l'examen périodique des maîtres et des élèves et par le dépistage de la maladie au début dans ses formes diverses pulmonaire, osseuse, articulaire, ganglionnaire, abdominale.

Dès sa première entrée à l'école, l'enfant doit être l'objet d'un minutieux *examen médical d'entrée, sorte de visite d'incorporation* (1). L'examen devra porter sur tous les organes et spécialement sur le cœur, l'appareil respiratoire, le système lymphatique et le système ostéo-articulaire, avec pesée, mensuration de la taille et du périmètre thoracique en inspiration et en expiration, examen radioscopique. Les résultats de cet examen seront consignés sur une fiche et complétés par la recherche minutieuse des antécédents héréditaires, collatéraux et personnels de l'enfant. Ces renseignements seront fournis par l'infirmière-visiteuse qui, à l'école comme au dispensaire, sera la collaboratrice indispen-

(1) Les jeunes gens qui font partie de la collectivité « armée » sont l'objet d'une surveillance médicale minutieuse et constante. Il est extraordinaire que les enfants et les adolescents qui font partie de la collectivité « école » échappent à toute surveillance, poussent à l'aventure, sans qu'aucune précaution ne soit prise pour éviter et combattre chez eux les infections et les tares auxquelles ils sont exposés : c'est le gaspillage du patrimoine national.

sable et précieuse du médecin. Ce premier examen sera suivi par des visites périodiques mensuelles, complétées, elles aussi, par les visites à domicile de l'infirmière-visiteuse. Ainsi s'établira le dossier sanitaire de l'enfant, titre premier de son dossier scolaire, qui le suivra dans tous ses changements d'école et d'après lequel le médecin scolaire pourra prendre à son égard toutes les mesures nécessitées par son état de santé : alimentation, gymnastique spéciale, hygiène auditive ou oculaire, envoi aux colonies de vacances, admission dans une école en plein air, placement familial à la campagne, préventorium, etc. Dans cette œuvre, le médecin scolaire devra collaborer d'une façon étroite avec le médecin du dispensaire, lui signalant les enfants suspects dont les parents doivent devenir les clients du dispensaire : il recevra de lui l'indication des enfants dont les parents tuberculeux fréquentent le dispensaire (1). Le médecin scolaire complètera son action en convoquant à son cabinet les parents des élèves entachés de tuberculose commençante; il leur donnera toutes indications utiles pour l'avenir de leurs enfants, sur l'orientation de leur vie à la sortie de l'école, et je ne pense pas qu'on trouve beaucoup de

---

(1) La liaison des médecins de l'armée avec les médecins scolaires et les médecins de dispensaire doit compléter le réseau défensif de la nation contre la tuberculose. Cette triple collaboration est la base de la protection sociale contre le fléau et, d'une façon générale, contre toutes les causes médicales de déchéance de la race.

mères qui restent sourdes à ces conseils s'ils sont donnés avec une conviction affectueuse par un médecin ayant fourni des preuves de sa compétence et de son dévouement; les familles pèchent par ignorance, par négligence; elles sont paralysées par l'absence de tous moyens d'arracher leurs enfants à la tuberculose commençante. Qu'on les instruise du mal qui menace leur enfant, qu'on les oriente dans la direction qu'elles doivent leur donner, et qu'on leur fournisse les moyens de la suivre; on sera écouté et compris, et ce serait admettre la faillite de l'amour maternel que de ne pas croire à la fécondité de l'œuvre entreprise. Mais il faut, pour cela, que le médecin scolaire ait dans son âme le feu sacré, la conviction qui entraîne, et qu'il trouve dans sa science comme dans son cœur les arguments qui persuadent. Il appartient à nos universités de diriger dans cette voie vraiment patriotique et humanitaire les jeunes générations médicales en les instruisant des nécessités modernes de la vie sociale et de la médecine des collectivités. Le devoir impérieux et immédiat du législateur est d'instituer le médecin scolaire, en lui faisant une situation qui le mette à l'abri des soucis de clientèle et le tienne à l'écart des influences extra-professionnelles et des querelles locales. Bien recrutés, bien instruits, pénétrés de leur grand rôle, ces médecins entraîneront sans doute des dépenses, mais ce seront des dépenses productives se traduisant par une diminution considérable des charges de l'assistance publique et une augmentation de la richesse nationale. C'est sur l'enfant que doit porter le maximum de notre effort antituberculeux; en dehors de cette action, le reste n'est qu'un palliatif onéreux et sans portée.

CONCLUSIONS

Telles sont les directives générales qui doivent nous guider dans la lutte contre la tuberculose. Nous y retrouvons les trois conditions que nous avons rencontrées lorsque nous nous sommes demandés comment on devient tuberculeux, le germe très répandu, sinon ubiquitaire, le terrain déficient, le milieu antihygiénique où l'homme perd ses qualités naturelles de résistance.

En étudiant, au début de cet ouvrage, le champ de la tuberculose, nous avons vu les pertes qu'elle cause à notre pays et combien seront productifs d'intérêts les capitaux engagés pour lutter contre elle. Il faut donc, sans hésiter, entrer franchement dans la voie de la réalisation. Le dispensaire, par le dépistage précoce de la maladie, dirige rapidement vers le sanatorium et la rééducation professionnelle les sujets susceptibles d'en tirer profit. Par le diagnostic précis et sincère des lésions, par l'usage du crachoir individuel, par la désinfection du linge, par les conseils du médecin et l'action des visiteuses, il rend le tuberculeux moins nocif à son entourage et fait l'éducation hygiénique du pays. La préservation de l'enfance par le placement familial et le préventorium, la surveillance médicale des écoliers et l'action féconde du médecin scolaire, le sanatorium et la rééducation professionnelle achèvent son œuvre. La guerre aux logements insalubres et au surpeuplement, la chasse à l'alcool et aux maladies infectieuses, l'éducation ménagère de la jeune fille, sont le complément indispensable de cette lutte contre la contagion bacillaire. Une meilleure utilisation des ressources budgétaires des individus et des collectivités est la condition essentielle de la réalisation. Éducation nationale faite surtout par des leçons de choses et par la constatation des résultats acquis, tel est le levain indispensable. Ne comptons pas sur la baguette magique du législateur, sur l'action soudaine et mystérieuse d'une disposition législative qui nous dispenserait de l'effort continu.

FIN

TABLE DES MATIÈRES

CHARLES-LAVAUZELLE ET Cie. — PARIS, LIMOGES, NANCY.

BIBLIOTHEQUE NATIONALE DE FRANCE
3 7502 01770787 2

www.ingramcontent.com/pod-product-compliance
Ingram Content Group UK Ltd.
Pitfield, Milton Keynes, MK11 3LW, UK
UKHW021545260726
13993UKWH00002B/651

9 782329 088662